CUADERNOS DE ANATOMÍA
PRÁCTICAS DE ANATOMÍA HUMANA II

CUADERNOS DE ANATOMÍA
PRÁCTICAS DE ANATOMÍA HUMANA II

Jesús Benito Rodríguez
Alberto García Barrios
Lourdes Santolaria Martínez

PRENSAS DE LA UNIVERSIDAD DE ZARAGOZA

© Jesús Benito Rodríguez, Alberto García Barrios y Lourdes Santolaria Martínez
© De la presente edición, Prensas de la Universidad de Zaragoza
(Vicerrectorado de Cultura y Proyección Social)
1.ª edición, 2024

Colección de Textos Docentes, n.º 329

Prensas Universitarias de Zaragoza. Edificio de Ciencias Geológicas, c/ Pedro Cerbuna, 12, 50009 Zaragoza, España. Tel.: 976 761 330. Fax: 976 761 063
puz@unizar.es   http://puz.unizar.es

une Esta editorial es miembro de la UNE, lo que garantiza la difusión y comercialización de sus publicaciones a nivel nacional e internacional.

ISBN 978-84-1340-959-7
Impreso en España
Imprime: Servicio de Publicaciones. Universidad de Zaragoza
D.L.: Z 2160-2024

Prácticas de Anatomía Humana II sirve de complemento práctico a la docencia de la asignatura basada en el desarrollo del Aparato Locomotor Humano.

En cada práctica se establecen los elementos que el alumno debe reconocer para asimilar los conceptos teóricos de la asignatura.

La iconografía utilizada se basa en la publicación *CUADERNOS DE ANATOMÍA. APARATO LOCOMOTOR. Vol. 1 TRONCO Y EXTREMIDAD INFERIOR y Vol. 2 EXTERMIDAD SUPERIOR, CABEZA Y CUELLO.* Ed. Prensas Universidad de Zaragoza. 2020.

Jesús Benito Rodríguez. Profesor asociado de Anatomía Humana

Alberto García Barrios. Profesor permanente laboral de Anatomía Humana

Lourdes Santolaria Martínez. Profesora asociada de Anatomía Humana

Departamento de Anatomía e Histología Humanas. Facultad de Medicina. Universidad de Zaragoza

PRÁCTICA 1
ELEMENTOS ÓSEOS DEL TRONCO

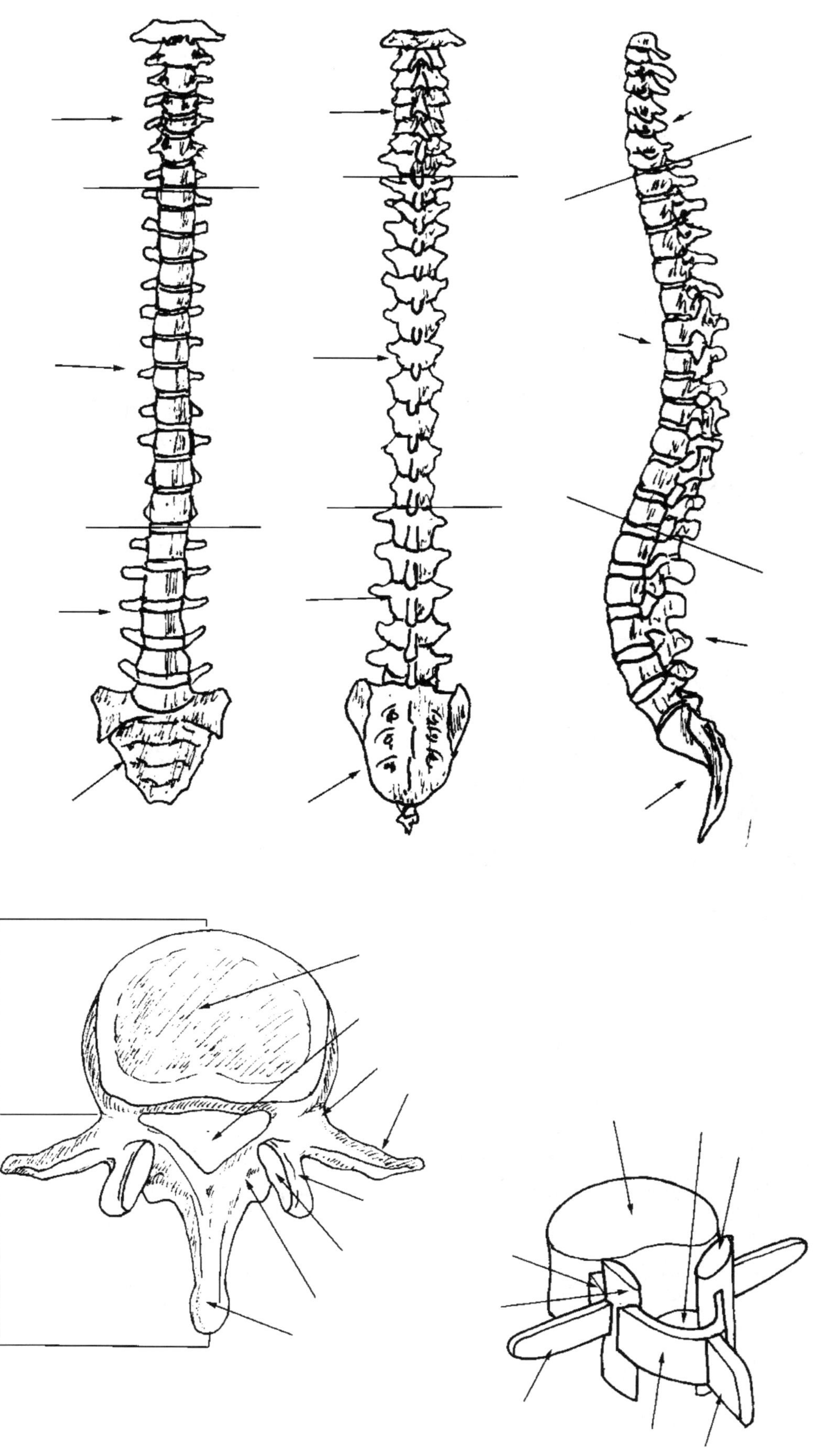

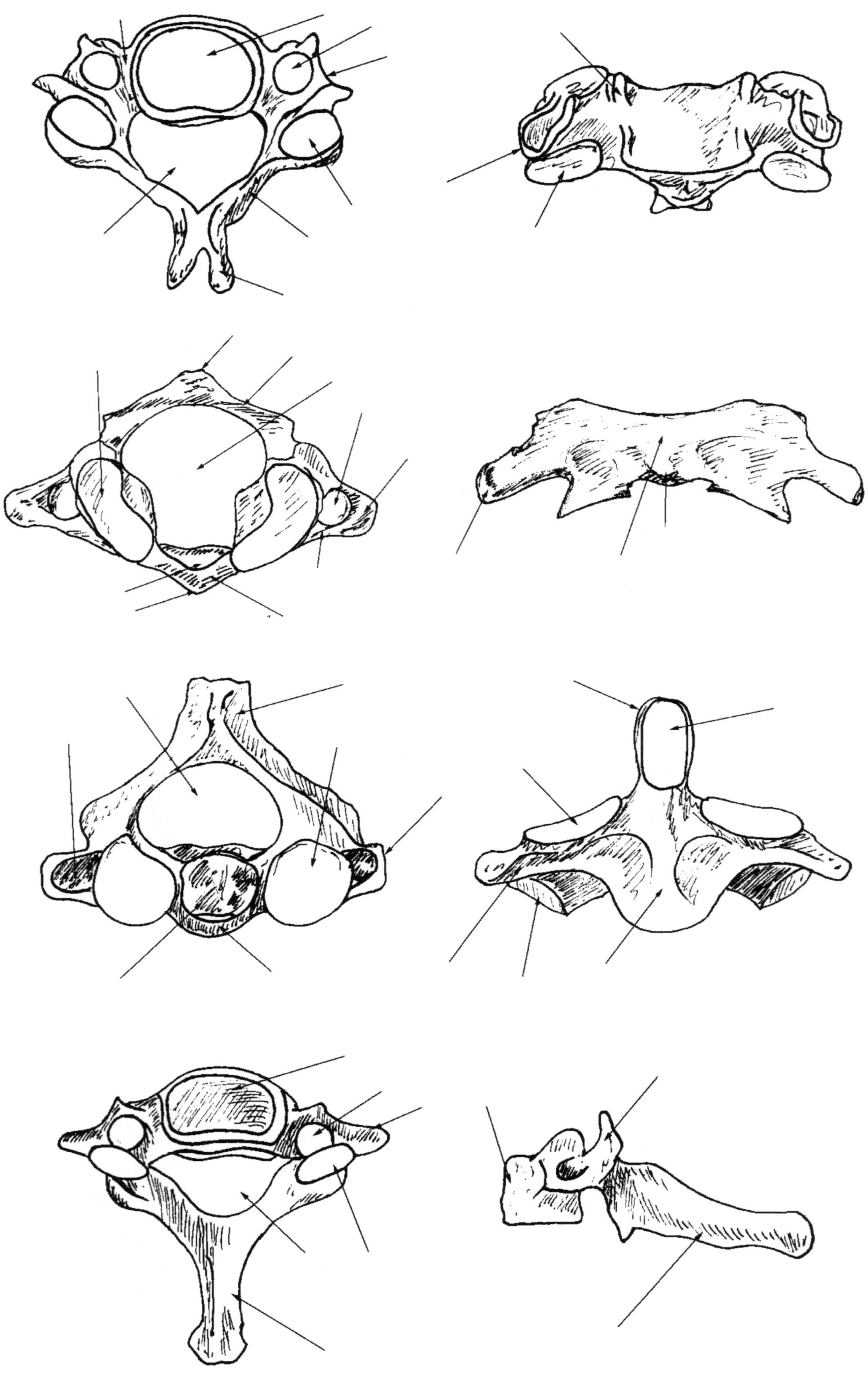

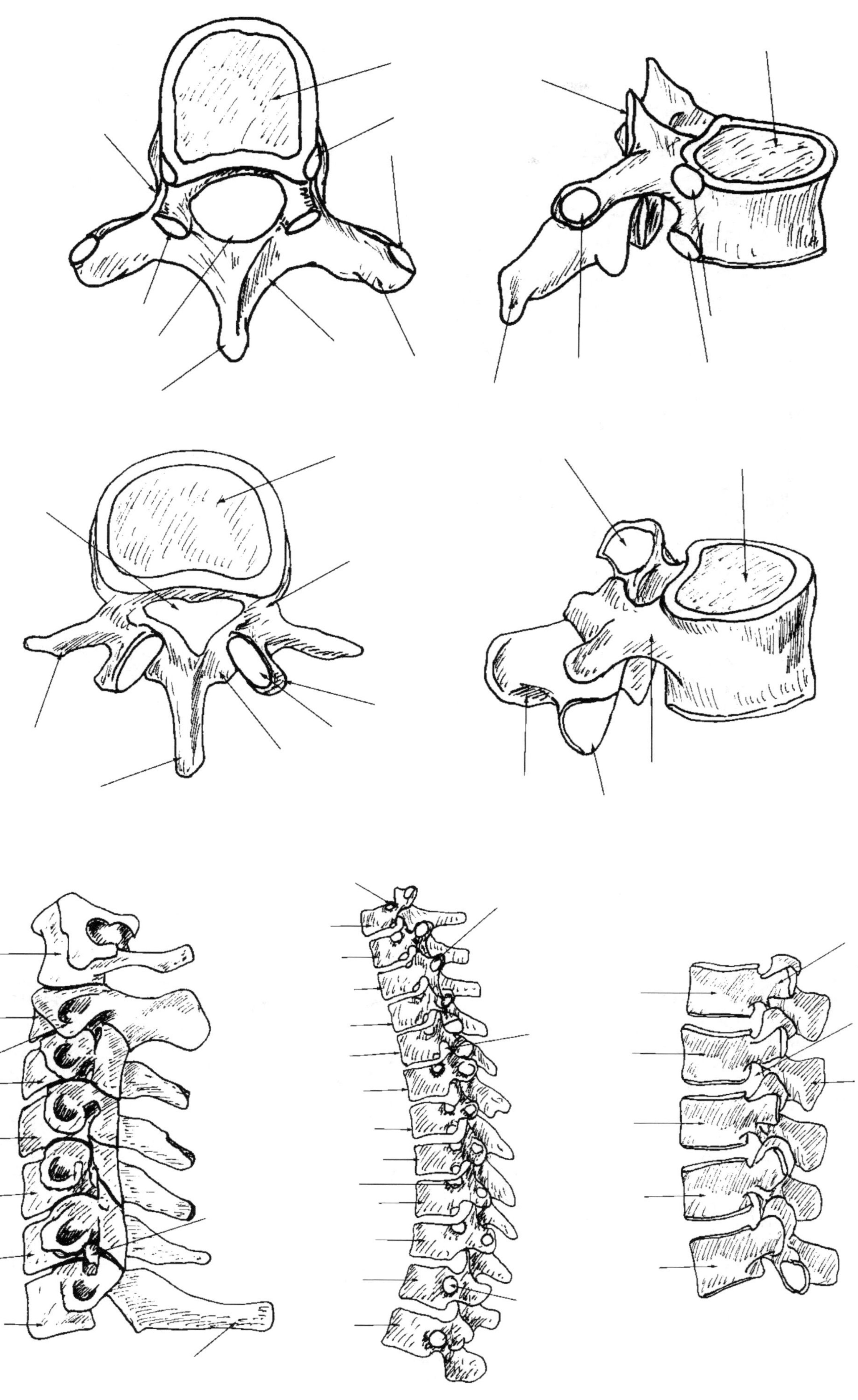

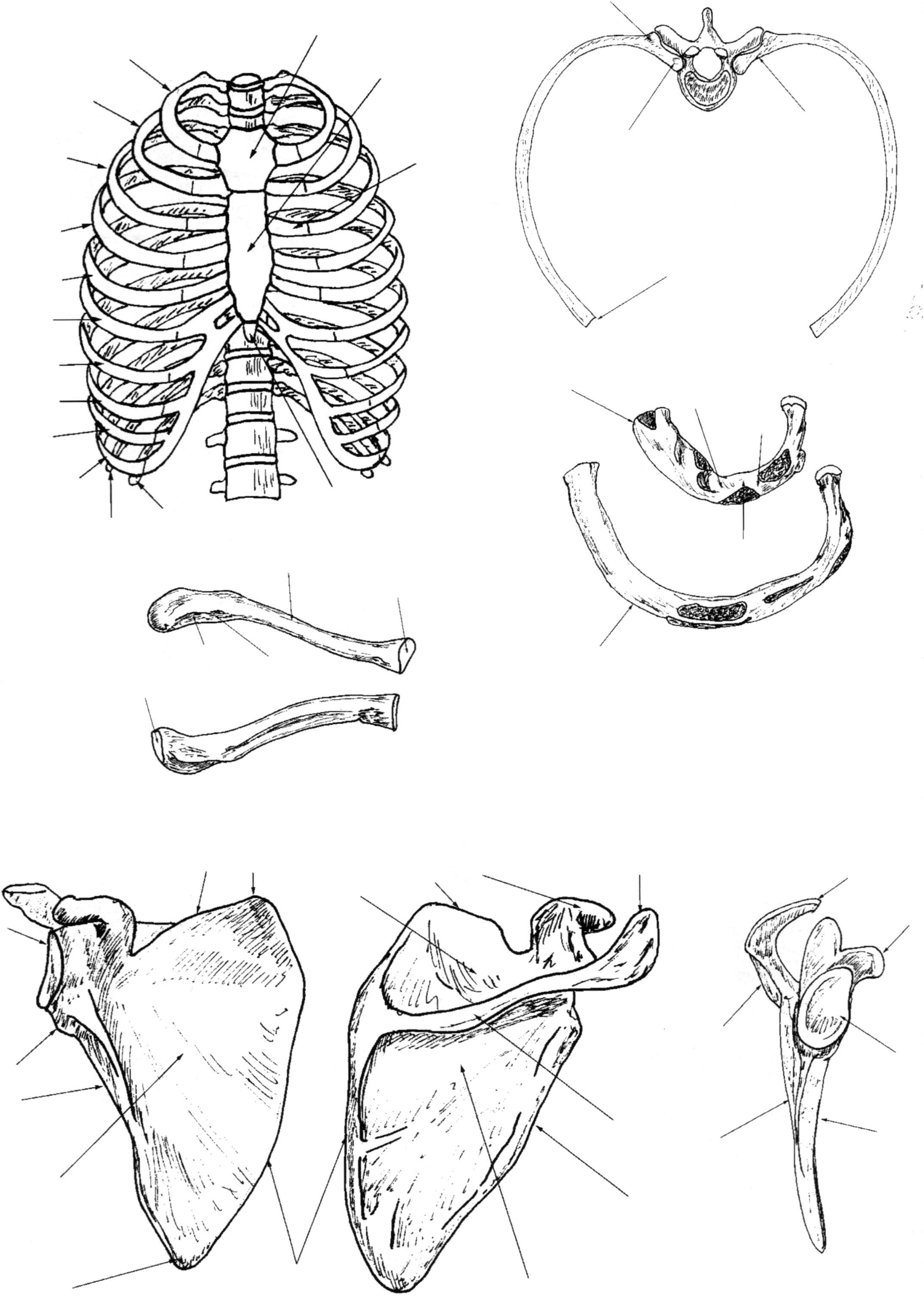

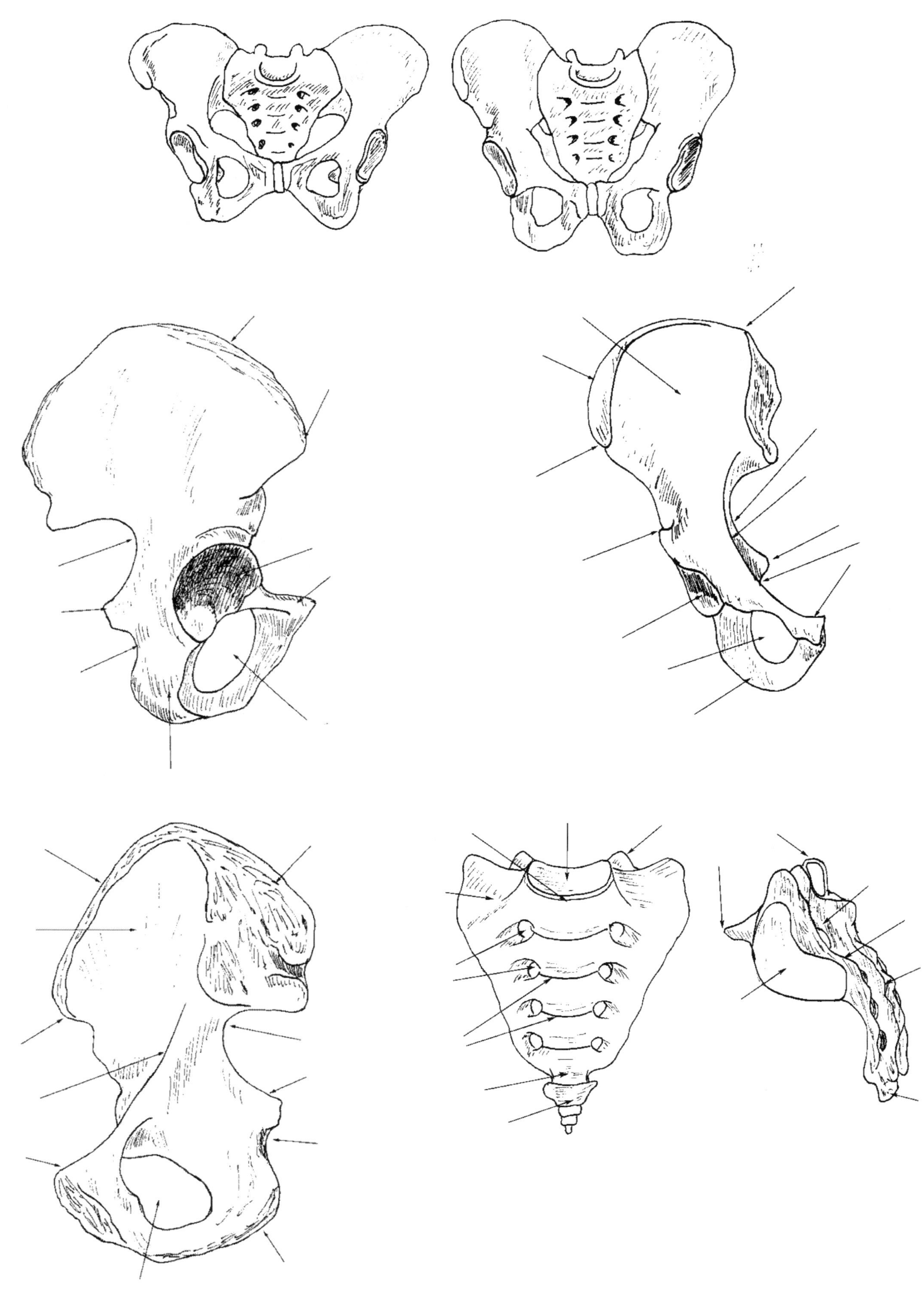

COLUMNA VERTEBRAL
SEGMENTOS VERTEBRALES
COLUMNA CERVICAL
COLUMNA DORSAL
COLUMNA LUMBAR
SACRO
CURVATURAS
LORDOSIS
CIFOSIS
VÉRTEBRA TIPO
CUERPO
ARCO
PEDÍCULOS
LÁMINAS
APÓFISIS ARTICULARES
CARILLA ART. SUPERIOR
CARILLA ART. INFERIOR
APÓPISIS TRANSVERSAS
APÓFISIS ESPINOSA
AGUJERO VERTEBRAL
VÉRTEBRA CERVICAL
CUERPO
APÓFISIS UNCIFORMES
PEDÍCULOS
APÓFISIS ARTICULARES
APÓFISIS TRANSVERSAS BITUBEROSAS
AGUJERO TRANSVERSO
LÁMINAS
APÓFISIS ESPINOSA
AGUJERO VERTEBRAL
1.ª VÉRTEBRA CERVICAL. ATLAS
ARCO ANTERIOR
TUBÉRCULO ANTERIOR
CARILLA ARTICULAR PARA ODONTOIDES
ARCO POSTERIOR
TUBÉRCULO POSTERIOR
SURCO DE LA ARTERIA VERTEBRAL Y C1
CAVIDAD GLANOIDEA PARA OCCIPITAL
APÓFISIS TRANSVERSA
AGUJERO TRANSVERSO
AGUJERO VERTEBRAL
2.ª VÉRTEBRA CERVICAL. AXIS
CUERPO
APÓFISIS ODONTOIDES
CARILLA PARA EL ATLAS
APÓFISIS TRANSVERSA
AGUJERO TRANSVERSO
APÓFISIS ESPINOSA BITUBEROSA
AGUJERO VERTEBRAL

7.ª VÉRTEBRA CERVICAL. PROMINENTE
APÓFISIS TRANSVERSA
AGUJERO TRANSVERSO
APÓFISIS ESPINOSA PROMINENTE
AGUJERO VERTEBRAL
VÉRTEBRA DORSAL
CUERPO
CARILLAS / HEMICARILLAS COSTALES
PEDÍCULOS
LÁMINAS
APÓFISIS TRANSVERSAS
CARILLAS COSTALES
APÓFISIS ESPINOSA
AGUJERO VERTEBRAL
VÉRTEBRA LUMBAR
CUERPO
PEDÍCULOS
LÁMINAS
APÓFISIS ARTICULARES SUP. E INF.
TUBÉRCULO MAMILAR
APÓFISIS TRANSVERSA O COSTAL
APÓFISIS ESPINOSA
AGUJERO VERTEBRAL
COLUMNA CERVICAL
LORDOSIS CERVICAL
ELEMENTOS DIFERENCIALES DE LA 1-ª, 2.ª Y 7.ª
ARTICULACIONES
CUERPOS
APÓFISIS ARTICULARES
AGUJEROS DE CONJUNCIÓN (INTERVERTEBRALES)
COLUMNA DORSAL
CIFOSIS DORSAL
CUERPOS VERTEBRALES
CARILLAS COSTALES
HEMICARILLAS COSTALES
APÓFISIS TRANSVERSAS
CARILLAS COSTALES
ARTICULACIONES
CUERPOS VERTEBRALES
APÓFISIS ARTICULARES
AGUJEROS DE CONJUNCIÓN (INTERVERTEBRALES)
COLUMNA LUMBAR
LORDOSIS LUMBAR
ARTICULACIONES
CUERPOS VERTEBRALES
APÓFISIS ARTICULARES
AGUJEROS DE CONJUNCIÓN (INTERVERTEBRALES)

SACRO
  BASE
    PROMONTORIO
    ORIFICIO SUP. CONDUCTO SACRO
    CRESTA SACRA POSTERIOR
    ALAS DEL SACRO
    APÓFISIS ARTICULARES PARA 5.ª LUMBAR
  VÉRTICE
    CARA ARTICULAR PARA 1.ª COCCÍGEA
  CARA ANTERIOR
    CRESTAS TRANSVERSALES
    AGUJEROS SACROS ANTERIORES
    CONDUCTOS SACROS ANTERIORES
  CARA POSTERIOR
    CRESTA SACRA MEDIA
      ASTAS DEL SACRO
    CRESTA SACRA INTERMEDIA
      APÓFISIS ARTICULARES
      TUBÉRCULOS POSTEROINTERNOS
    CRESTA SACRA LATERAL
      APÓFISIS TRANSVERSAS
      TUBÉRCULOS POSTEROINTERNOS
    AGUJEROS SACROS POSTERIORES
  CARA LATERAL
    CARILLA ARTICULAR PARA EL COXAL
CÓCCIX
  BASE
    CARILLA ARTICULAR PARA EL SACRO
      ASTAS PARA LAS ASTAS DEL SACRO
    VÉRTICE
    CARAS ANT. Y POST.
ESQUELETO DEL TÓRAX
  VÉRTEBRAS TORÁCICAS O DORSALES
  COSTILLAS
  CARTÍLAGOS COSTALES
  ESTERNÓN
ESTERNÓN
  MANGO
    ESCOTADURA YUGULAR
    ESCOTADURAS CLAVICULARES
  ÁNGULO DE LOUIS
  CUERPO
  APÓFISIS XIFOIDES
  BORDES LATERALES ARTICULARES

COSTILLAS
  VERDADERAS
  FALSAS
  FLOTANTES
  EXTREMO POSTERIOR
    CABEZA
    CARILLAS VERTEBRALES
  TUBEROSIDAD
    CARILLA TRANSVERSA VERTEBRAL
  CUELLO
  EXTREMO ANTERIOR
    CARILLA CARTÍLAGO COSTAL
  BORDE INFERIOR
    SURCO O CANAL COSTAL
1.ª COSTILLA
  CARA SUPERIOR
    CANAL ARTERIA SUBCLAVIA
    TUBÉRCULO DE LINSFRANC
    CANAL DE LA VENA SUBCLAVIA
CINTURA ESCAPULAR
  CLAVÍCULA
  ESCÁPULA – OMOPLATO
CLAVÍCULA
  EXTREMO MEDIAL. CARILLA ESTERNAL
  EXTREMO DISTAL. CARILLA ACROMION
    CUERPO
    TUBÉRCULO CONOIDE
    TUBÉRCULO TRAPEZOIDE
ESCÁPULA – OMOPLATO
  CARA ANTERIOR
    FOSA SUBESCAPULAR
  CARA POSTERIOR
    ESPINA
      ACROMION
    FOSA SUPRAESPINOSA
    FOSA INFRAESPINOSA
  BORDE INTERNO. ESPINAL
  BORDE EXTERNO. AXILAR
    TUBÉRCULO SUBGLENOIDEO
  BORDE SUPERIOR. CERVICAL
    ESCOTADURA CORACOIDEA
  ÁNGULOS
    SUPERIOR INTERNO
    SUPERIOR EXTERNO
      CAVIDAD GLENOIDEA
      APÓFISIS CORACOIDES
    INFERIOR

CINTURA PÉLVICA. HUESO COXAL

COXAL

    ÍLEON

    ISQUION

    PUBIS

SACRO

HUESO COXAL

    CARA EXTERNA

        CAVIDAD COTILOIDEA

        FOSA ILÍACA EXTERNA. GLÚTEA

        AGUJERO OBTURADOR

    BORDE ANTERIOR

        ESPINA ILÍACA ANTEROSUPERIOR

        ESCOTADURA ARQUEADA. INNOMINADA

        ESPINA ILÍACA ANTEROINFERIOR

        RAMA PECTÍNEA DEL PUBIS. PECTEN

        ESPINA DEL PUBIS

        ÁNGULO DEL PUBIS

    BORDE POSTERIOR

        ESPINA ILÍACA POSTEROSUPERIOR

        ESPINA ILÍACA POSTEROINFERIOR

        ESCOTADURA CIÁTICA MAYOR

        ESPINA CIÁTICA

        ESCOTADURA CIÁTICA MENOR

        CUERPO DEL ISQUION

    CARA INTERNA

        LÍNEA INNOMINADA. ARQUEADA

        FOSA ILÍACA INTERNA

        TUBEROSIDAD DEL ISQUION

        CARA ARTICULAR DEL SACRO

PRÁCTICA 2
DISECCIÓN DEL PANORAMA POSTERIOR DEL TRONCO.
RIEGO ARTERIAL

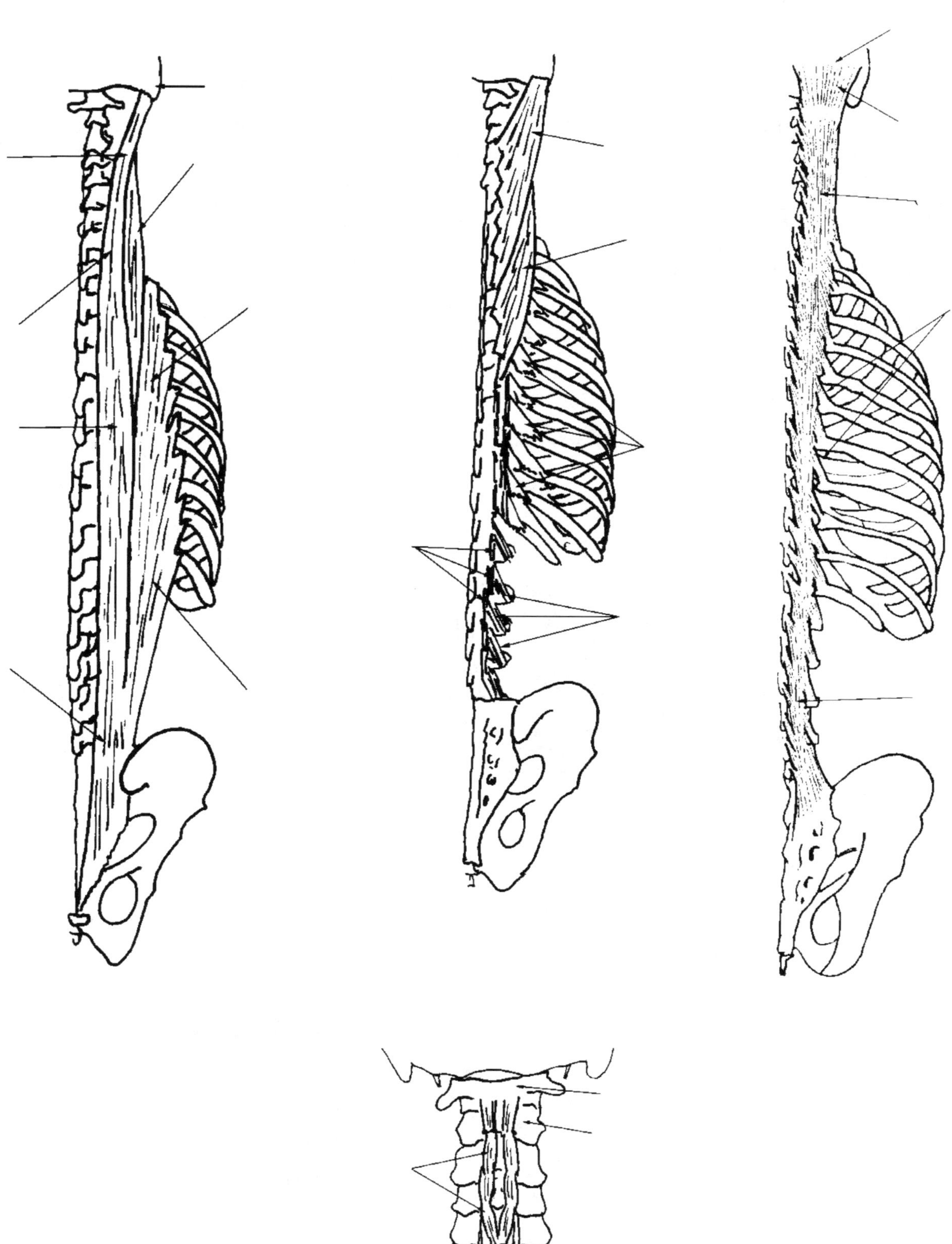

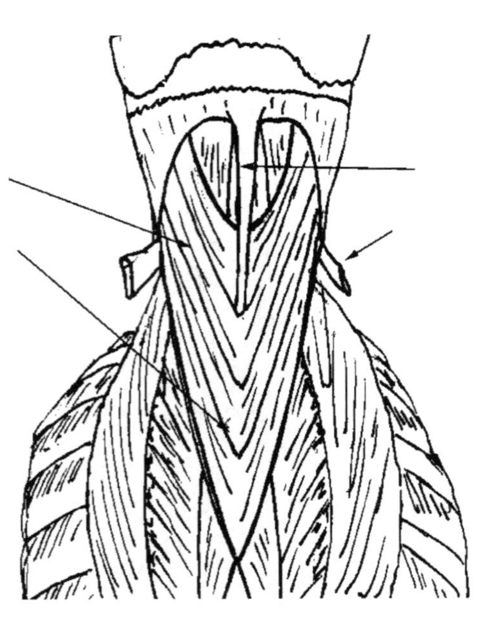

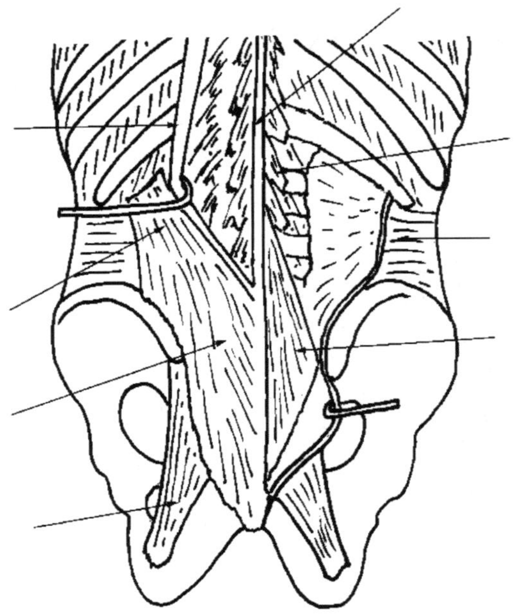

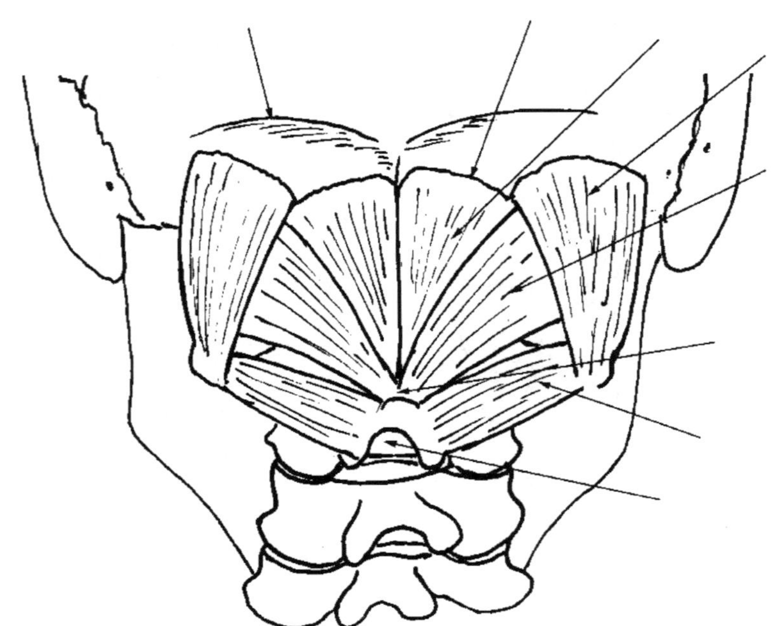

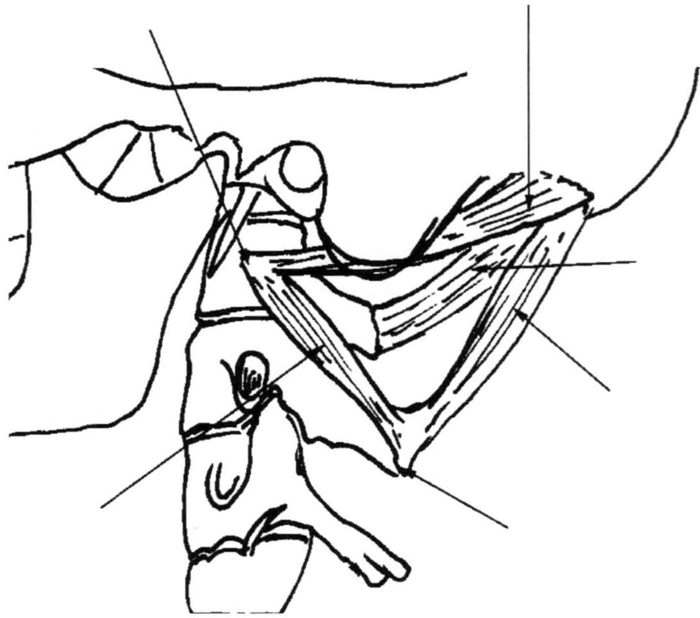

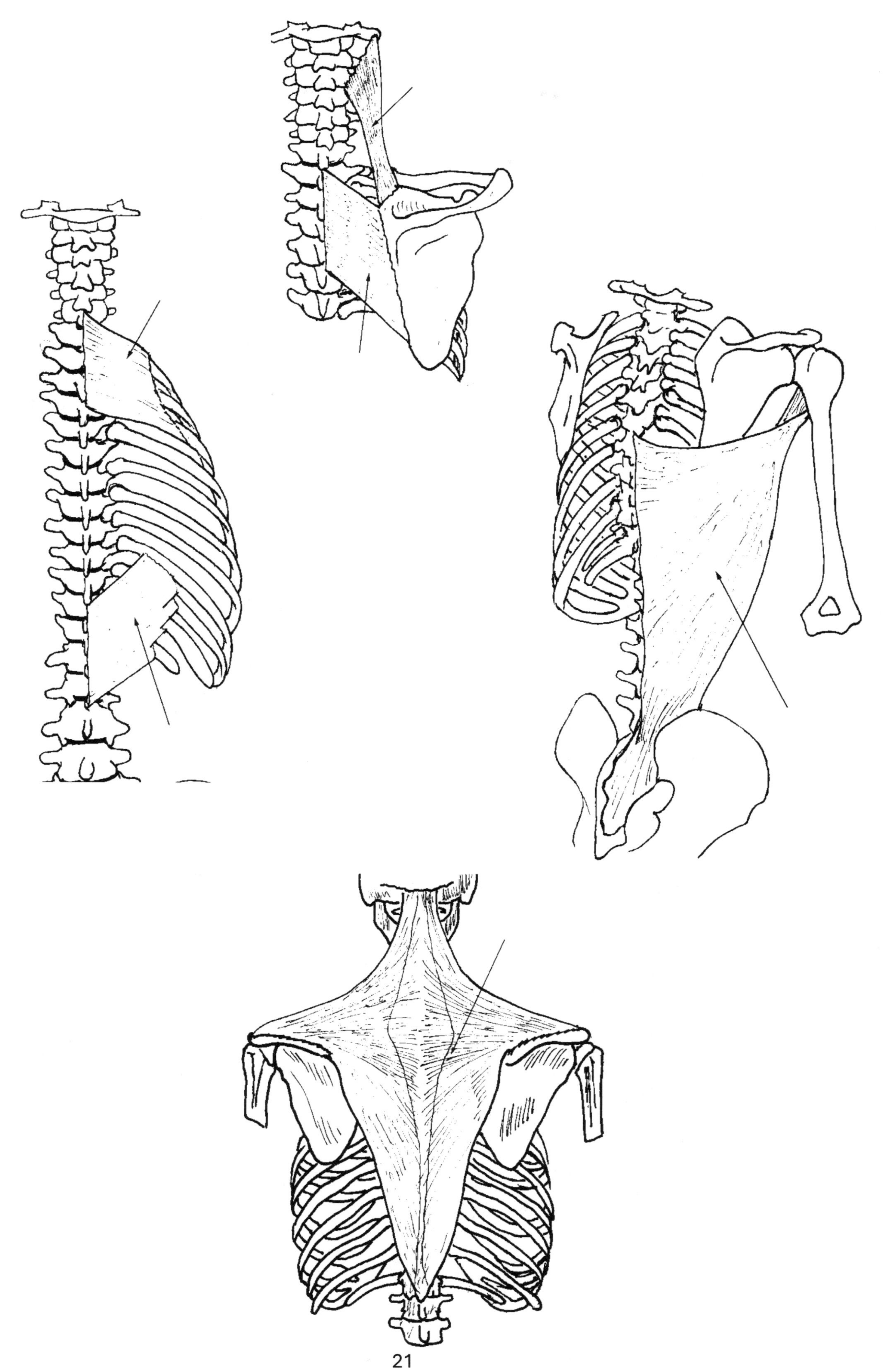

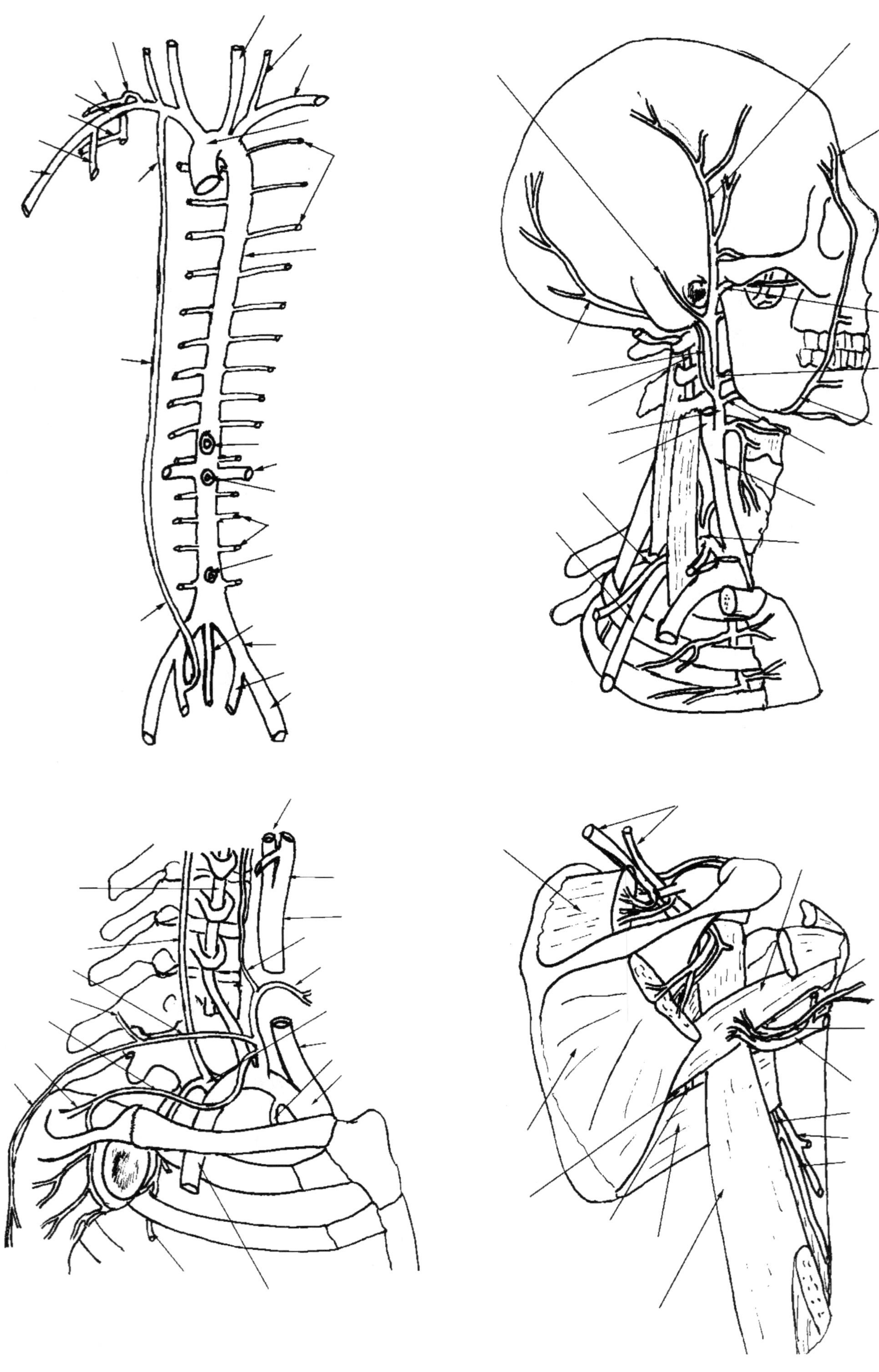

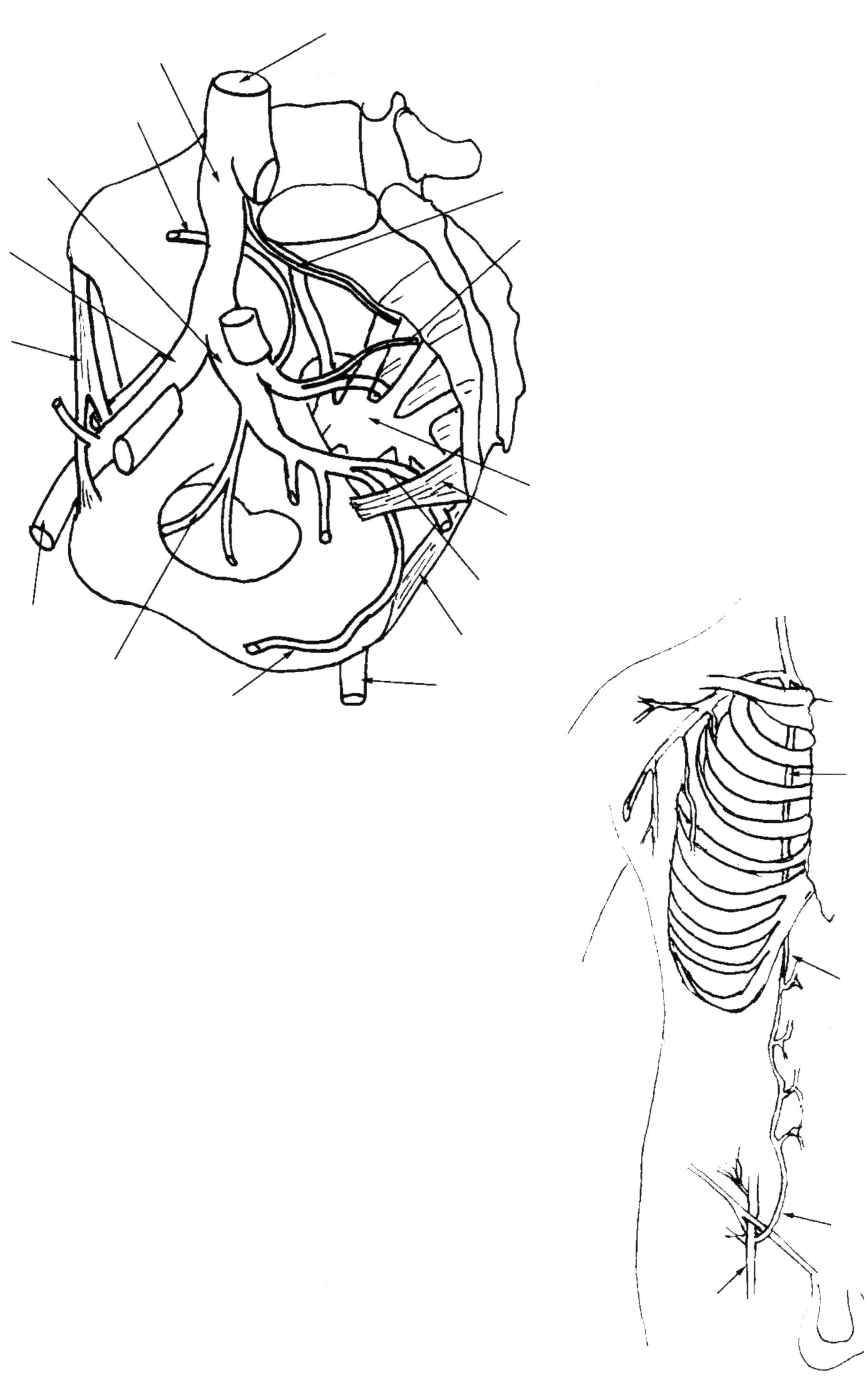

MÚSCULOS AUTÓCTONOS. TRACTOS LATERALES
- LONGÍSIMO DE LA CABEZA
- LONGÍSIMO CERVICAL
- LONGÍSIMO TORÁCICO
- ILIOCOSTAL CERVICAL
- ILIOCOSTAL TORÁCICO
- ILIOCOSTAL LUMBAR
- MASA COMÚN ILIOLUMBAR
- ESPLENIO DE LA CABEZA
- ESPLENIO DEL CUELLO
- ELEVADORES DE LAS COSTILLAS
- INTERTRANSVERSOS MEDIALES
- INTERTRANSVERSOS LATERALES
- SEMIESPINOSO DE LA CABEZA
- SEMIESPINOSO DEL CUELLO
- MULTÍFIDO
- LIGAMENTO NUCAL
- INTERESPINOSOS CERVICALES
- ESPINOSO CERVICAL
- LIGAMENTO SACROTUBEROSO

MÚSCULOS PROFUNDOS DE LA NUCA
- LÍNEA NUCAL SUPERIOR
- LÍNEA NUCAL INFERIOR
- TUBÉRCULO POSTERIOR DEL ATLAS
- APÓFISIS ESPINOSA DEL AXIS
- APÓFISIS TRANSVERSA DEL ATLAS
- RECTO POSTERIOR MENOR
- RECTO POSTERIOR MAYOR
- OBLICUO SUPERIOR O MENOR
- OBLICUO INFERIOR O MAYOR

MÚSCULOS EMIGRADOS AL DORSO
- SERRATO POSTERIOR SUPERIOR
- SERRATO POSTERIOR INFERIOR
- ELEVADOR DE LA ESCÁPULA
- ROMBOIDES
- DORSAL ANCHO
- TRAPECIO

RIEGO ARTERIAL DEL TRONCO
- CAYADO AÓRTICO
- CARÓTIDA
- SUBCLAVIA
  - VERTEBRAL
  - TORÁCICA INTERNA
  - TORÁCICA SUPERIOR
  - TORACOACROMIAL
  - 1 Y 2 INTERCOSTALES
- AXILAR
- AORTA TORÁCICA
  - INTERCOSTALES
- AORTA ABDOMINAL
  - TRONCO CELIACO
  - MESENTÉRICA SUPERIOR
  - RENALES
  - LUMBARES
  - MESENTÉRICA INFERIOR
- ILÍACAS
  - ILÍACA INTERNA
  - ILIACA EXTERNA
- SACRA MEDIA

ARTERIA SUBCLAVIA
- RAMAS COLATERALES
  - VERTEBRAL
  - TORÁCICA INTERNA
  - TRONCO COSTOCERVICAL
    - INTERCOSTAL SUPREMA
      - 1.ª INTERCOSTAL
      - 2.ª INTERCOSTAL
    - CERVICAL PROFUNDA
  - TRONCO TIROCERVICAL
    - TIROIDEA INFERIOR
    - CERVICAL ASCENDENTE
    - TRANSVERSA DEL CUELLO
    - CERVICAL SUPERFICIAL
    - DORSAL DE LA ESCÁPULA
    - SUPRAESCAPULAR

ARTERIA ILÍACA COMÚN
> ILÍACA INTERNA
>> PÉLVICAS PARIETALES
>>> ILIOLUMBAR
>>> SACRA LATERAL
>> EXTRAPÉLVICAS
>>> PUDENDA INTERNA
> ILÍACA EXTERNA
>> EPIGÁSTRICA INFERIOR
>> CIRCUNFLEJA ILÍACA PROFUNDA
>> FEMORAL

ESPACIOS AXILARES
> ESPACIO AXILAR MEDIAL
>> CIRCUNFLEJA DE LA ESCÁPULA
> ESPACIO AXILAR LATERAL
>> CIRCUNFLEJA PORTERIOR
>> NERVIO AXILAR
> HENDIDURA TRICIPITAL
>> BRAQUIAL PROFUNDA
>> NERVIO RADIAL

ANASTOMOSIS SUBCLAVIA – ILÍACA
> TORÁCICA INTERNA
> EPIGÁSTRICA INFERIOR

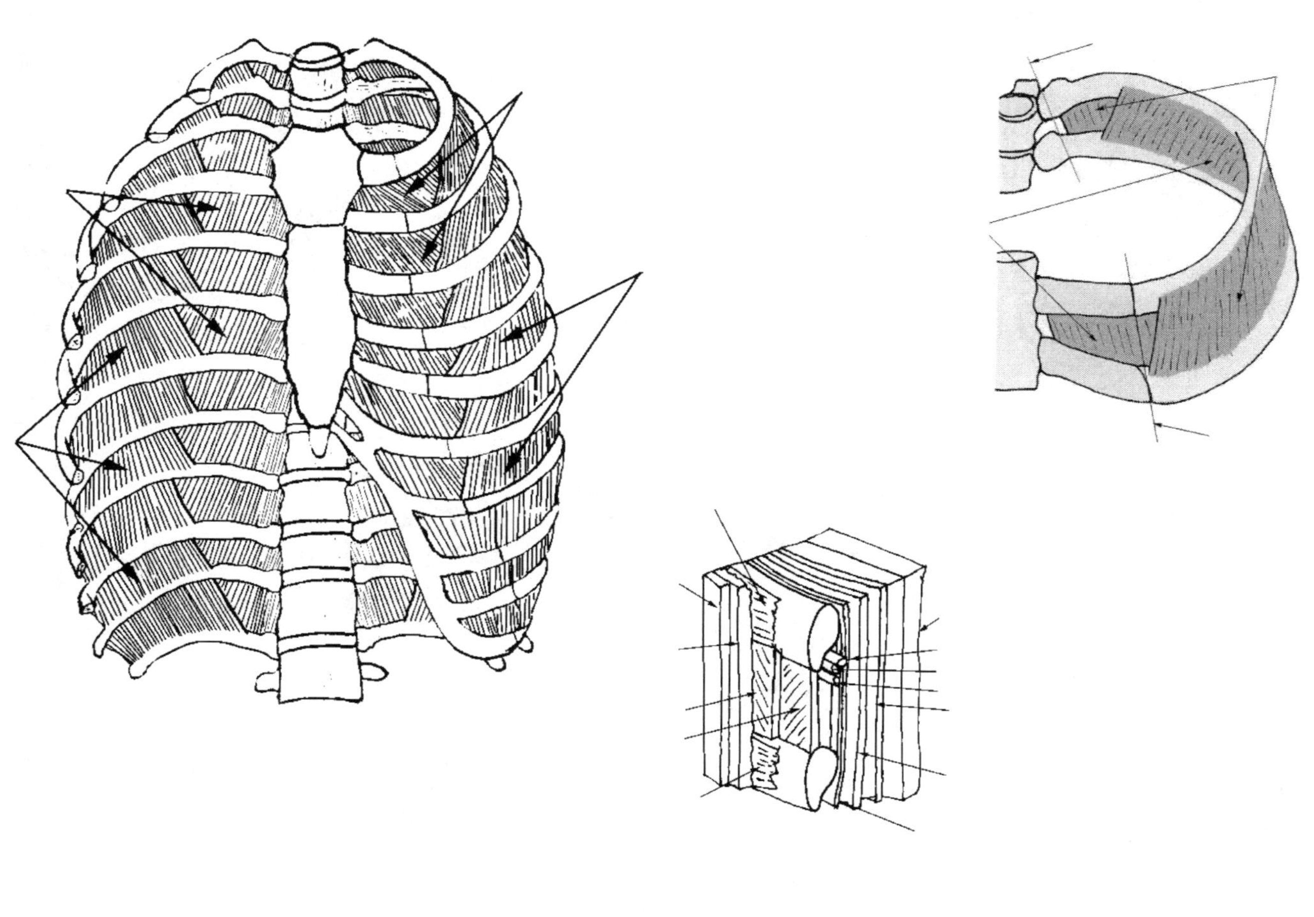

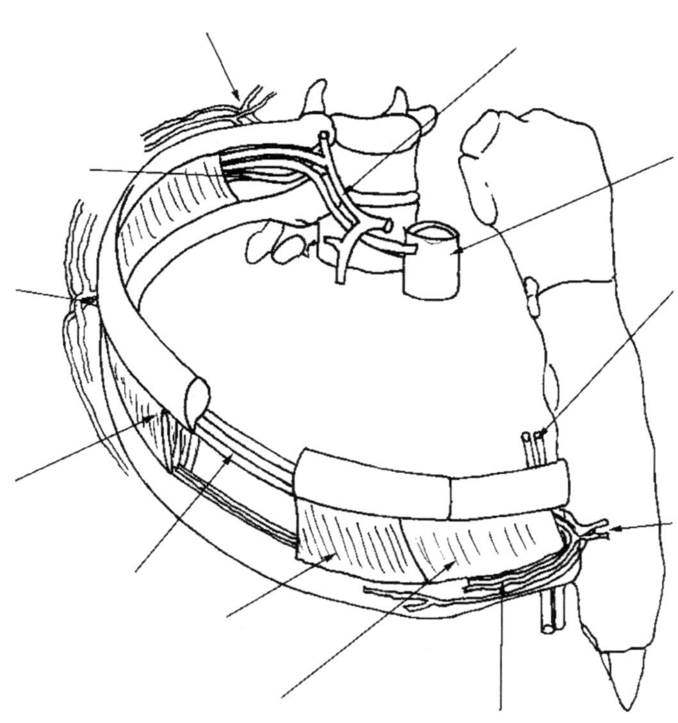

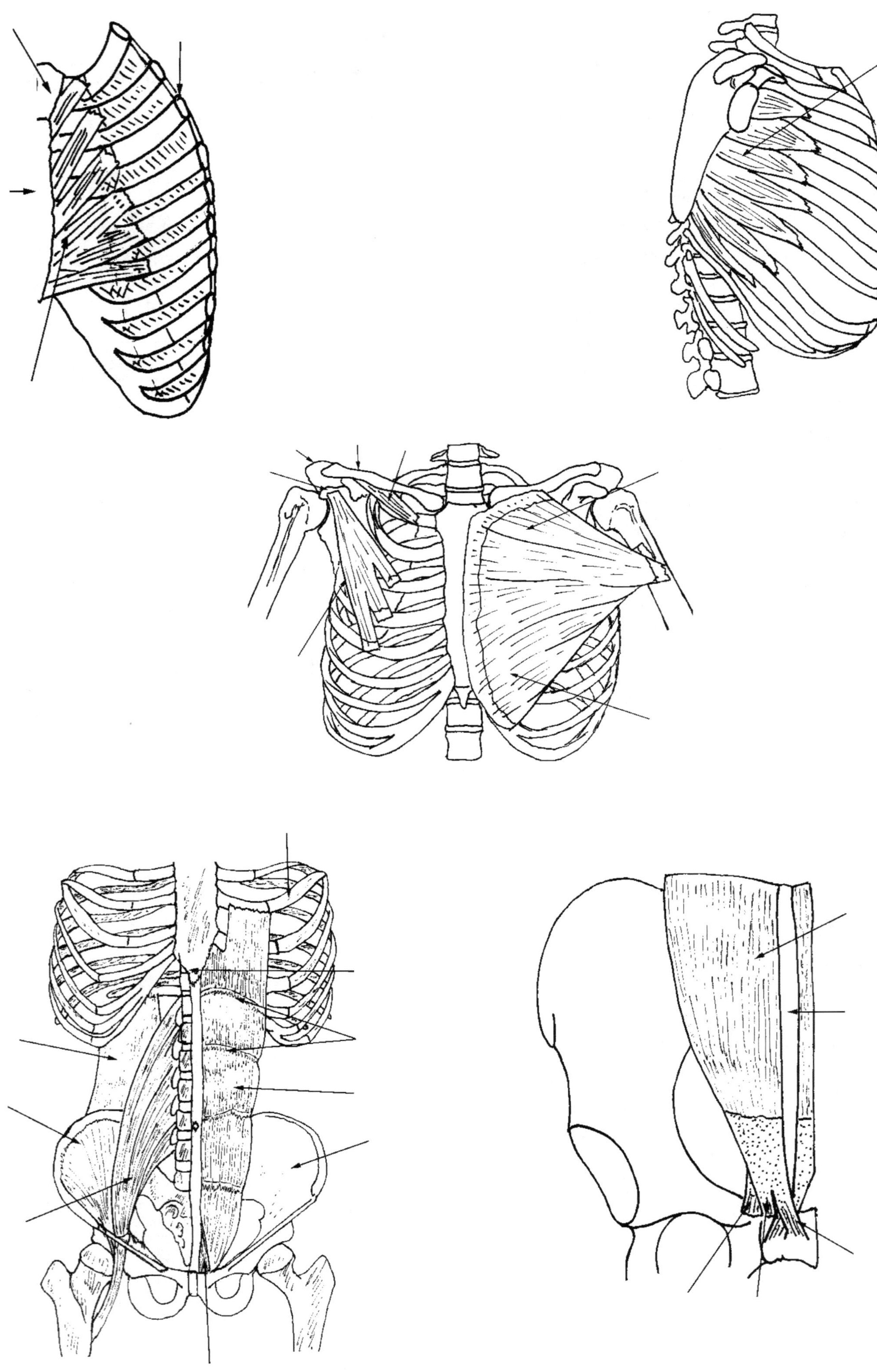

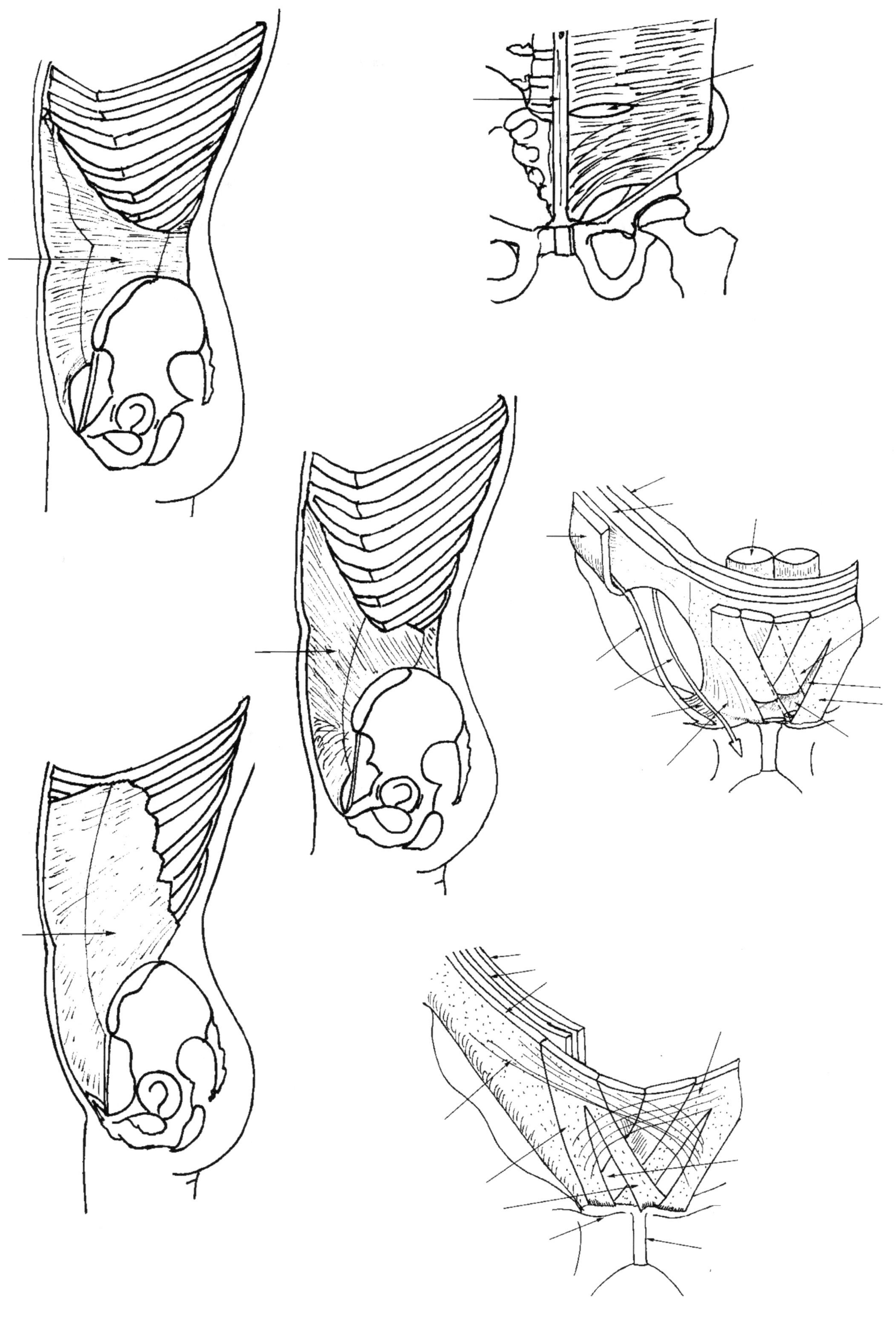

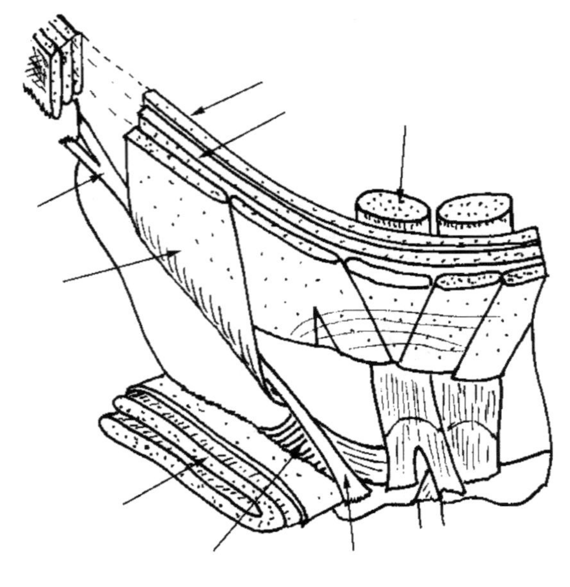

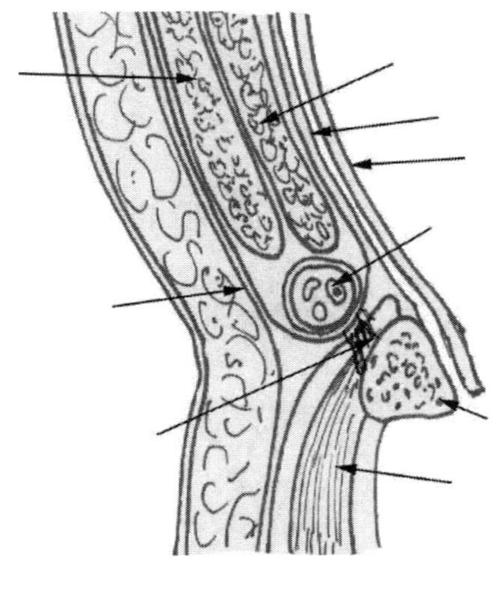

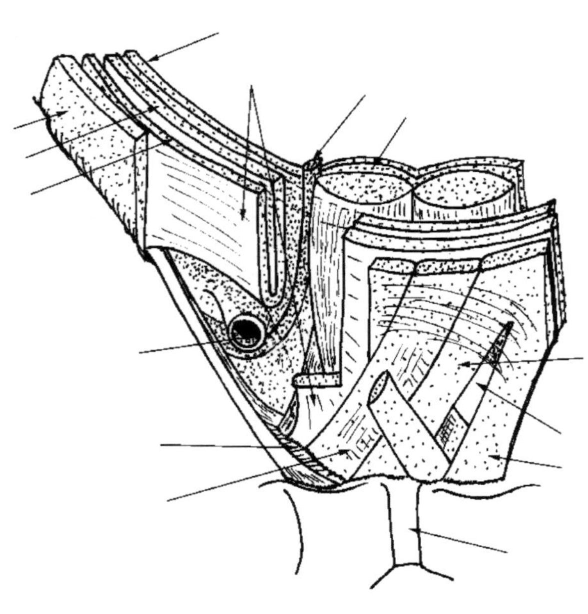

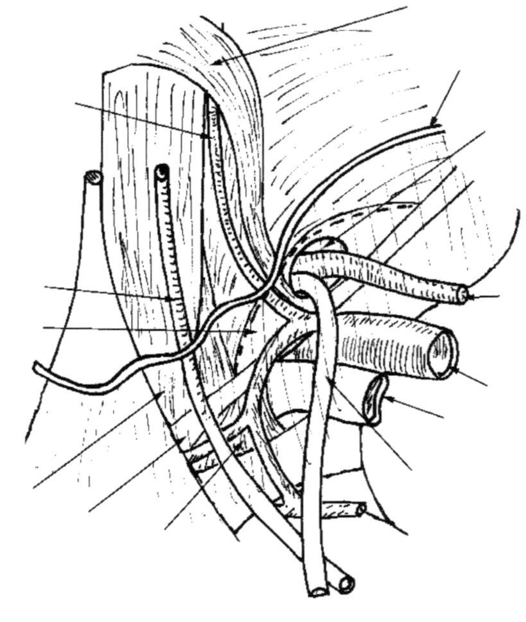

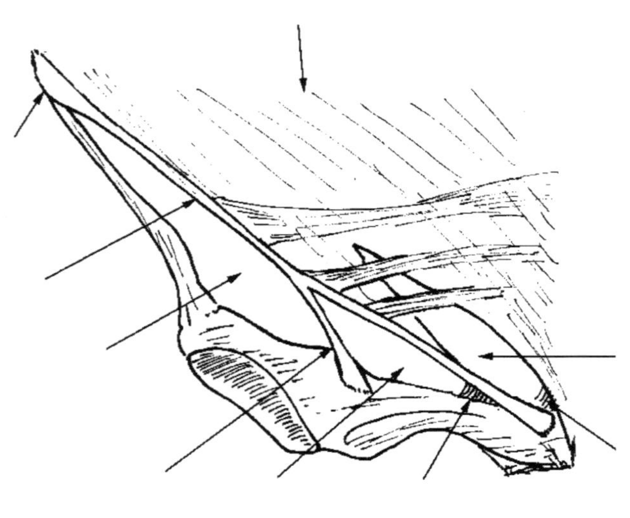

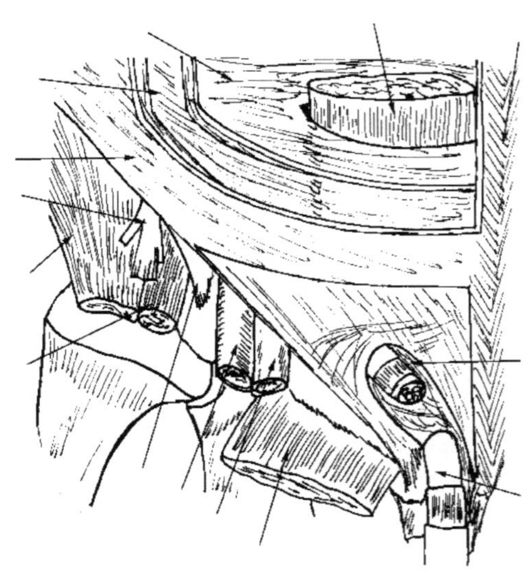

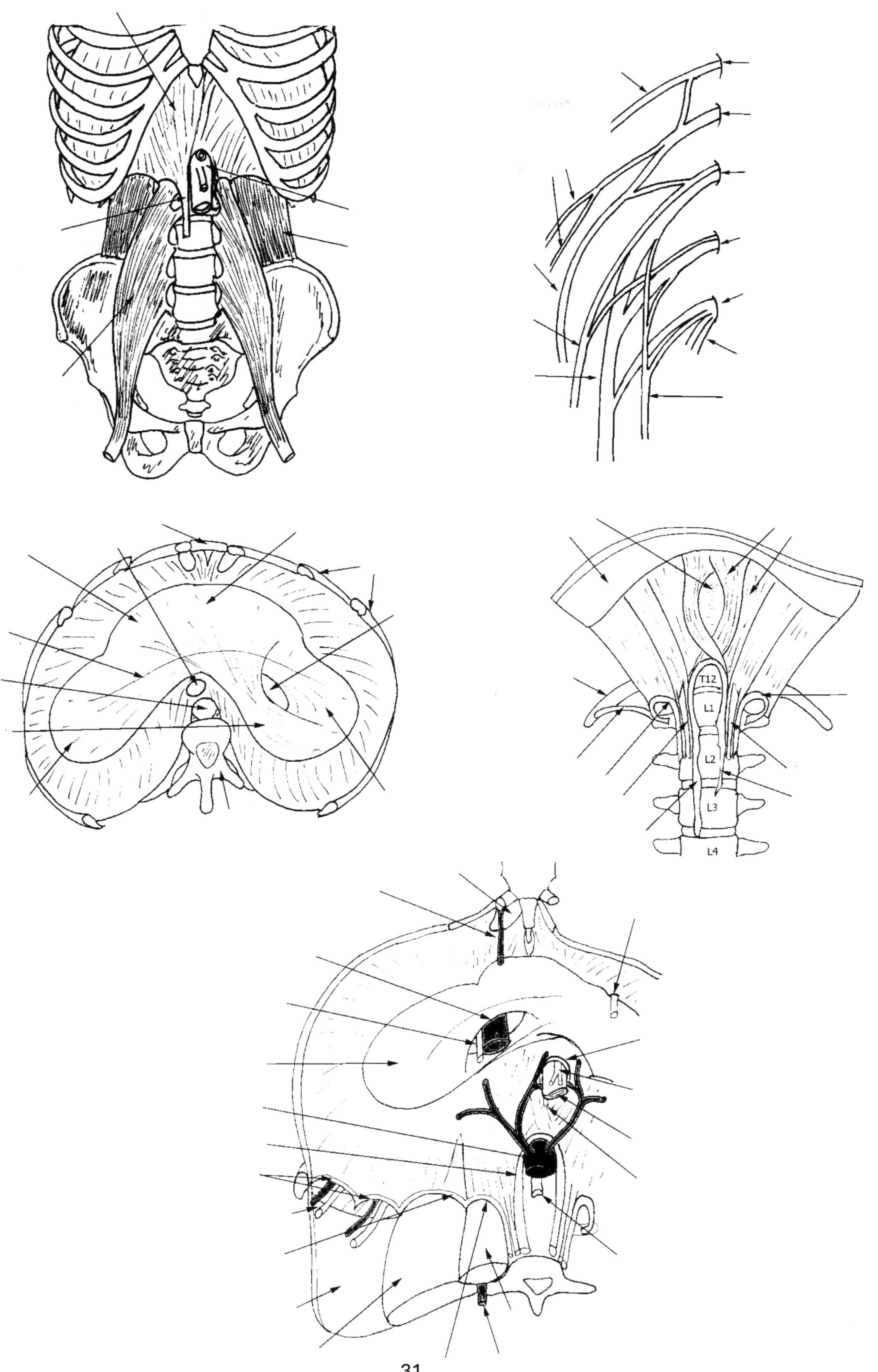

T12
L1
L2
L3
L4

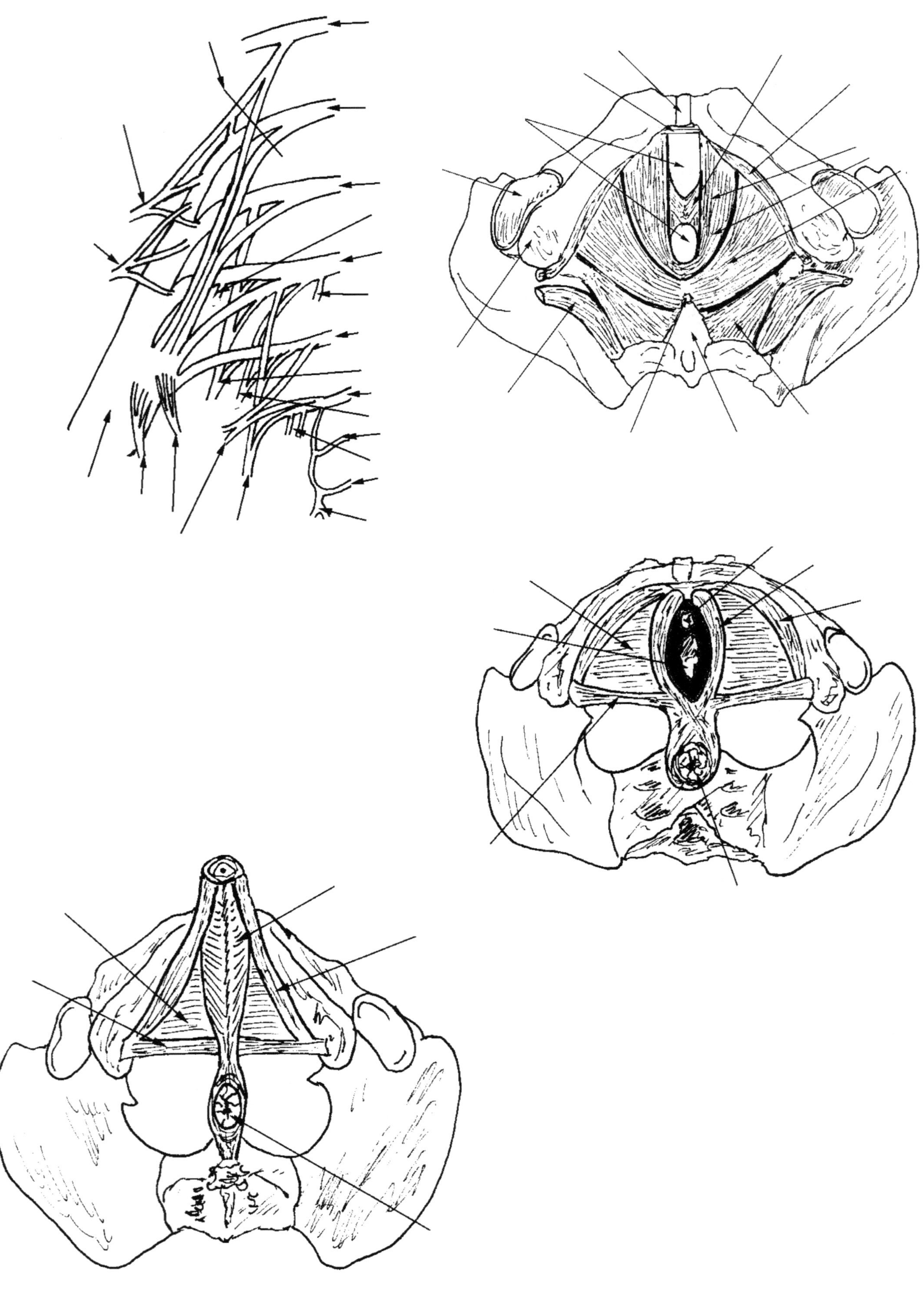

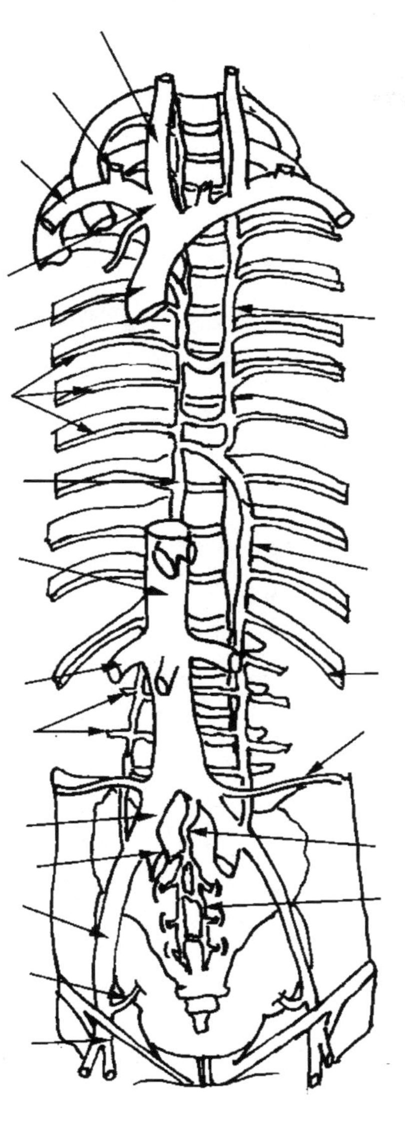

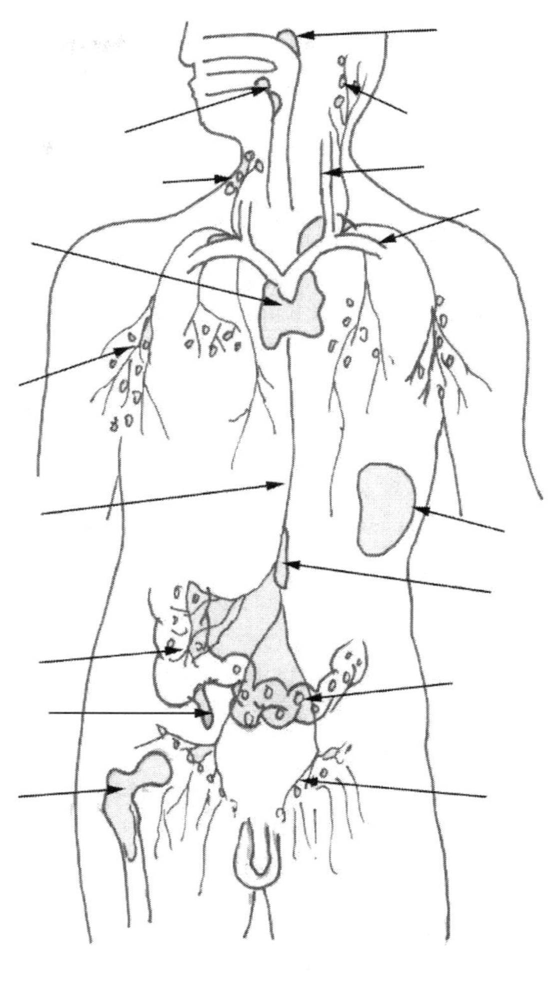

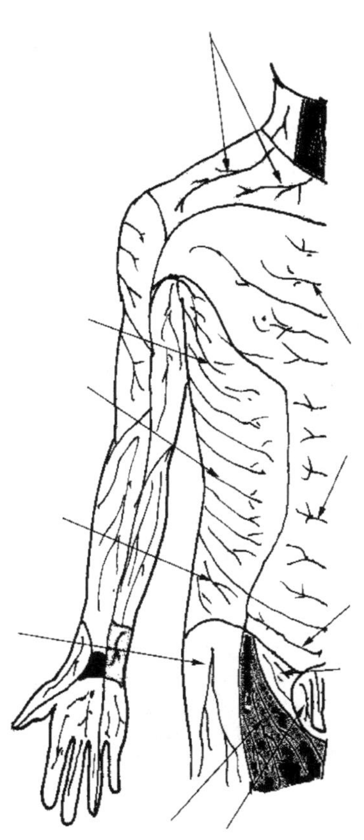

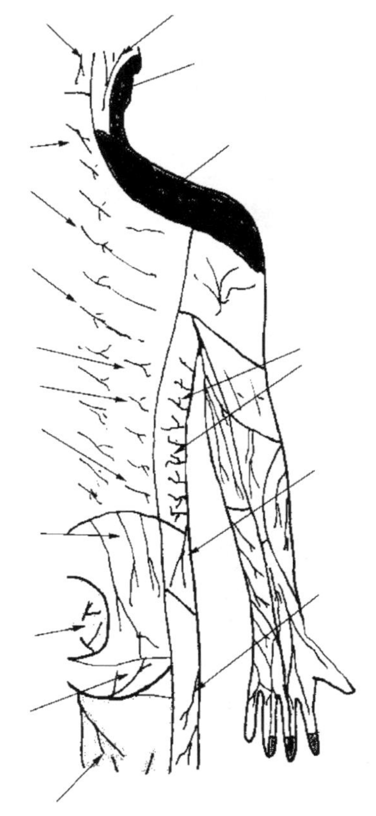

MÚSCULOS INTERCOSTALES
- *INTERCOSTAL EXTERNO*
- *INTERCOSTAL INTERNO*
- *INTERCOSTAL ÍNTIMO*

PAQUETE VASCULONERVIOSO INTERCOSTAL
- *VENA INTERCOSTAL*
- *ARTERIA INTERCOSTAL*
- *NERVIO INTERCOSTAL*

MÚSCULOS PROFUNDOS DEL TÓRAX
- *TRANSVERSO DEL TÓRAX*

MÚSCULOS Y CINTURA ESCAPULAR
- *SERRATO ANTERIOR O MAYOR*
- *PECTORAL MAYOR*
- *PECTORAL MENOR*
- *SUBCLAVIO*

MÚSCULOS ANTEROLATERALES ABDOMEN
- *RECTO ANTERIOR*
  - *LIGAMENTO DE HENLE*
- *PIRAMIDAL DEL ABDOMEN*
- *TRANSVERSO DEL ABDOMEN*
  - *ARCO DE DOUGLAS*
- *OBLICUO INTERNO (MENOR)*
- *OBLICUO EXTERNO (MAYOR)*
  - *ANILLO INGUINAL SUPERFICIAL*
  - *PILAR MEDIAL*
  - *PILAR LATERAL*
  - *LIGAMENTO DE COLLES*

PLEXO LUMBAR
- *RAÍCES DE L1 A L4*
- *NERVIO ILIOHIPOGÁSTRICO*
- *NERVIO ILIOINGUINAL*
- *NERVIO GENITOFEMORAL*
- *NERVIO CUTÁNEO FEMORAL LATERAL*
- *NERVIO OBTURADOR*
- *NERVIO FEMORAL*
- *TRONCO LUMBOSACRO*

PARED POSTERIOR DEL ABDOMEN
- *CUADRADO LUMBAR*
- *PSOASILÍACO*

CONDUCTO INGUINAL
- *PARED ANTERIOR*
  - *OBLICUO EXTERNO*
    - *ANILLO INGUINAL SUPERF.*
  - *OBLICUO INTERNO*
  - *TRANSVERSO*
- *PARED INFERIOR*
  - *LIGAMENTO INGUINAL*
  - *OBLICUO EXTERNO*
  - *LIGAMENTO DE GIMBERNAT*
- *PARED SUPERIOR*
  - *TRANSVERSO*
  - *OBLICUO INTERNO*
- *PARED POSTERIOR*
  - *FASCIA TRANSVERSALIS*
  - *TENDÓN CONJUNTO*
  - *LIGAMENTO DE COLLES*
  - *LIGAMENTO DE HENLE*
  - *LIGAMENTO DE HAESSELBACH*
  - *VASOS EPIGÁSTRICOS INFERIORES*

ANILLO CRURAL O FEMORAL
- *LIGAMENTO INGUINAL*
- *HUESO COXAL*
- *CINTILLA ILEOPECTÍNEA*
- *LAGUNA MUSCULAR*
  - *PSOAS*
  - *ILÍACO*
  - *NERVIO FEMORAL*
- *LAGUNA VASCULAR*
  - *ARTERIA FEMORAL*
  - *VENA FEMORAL*

PLEXO SACROCOCCÍGEO
- *RAÍCES DE L4 A Co1*
- *N. CIÁTICO*
  - *N. PERONEO COMÚN*
  - *N. TIBIAL*
- *N. PUDENDO*
- *N. GLÚTEO SUPERIOR*
- *N. GLÚTEO INFERIOR*
- *N. OBTURADOR INTERNO Y GÉMINO SUP.*
- *N. CUADRADO FEMORAL Y GÉMINO INF.*
- *N. CUTÁNEO FEMORAL POSTERIOR*
- *N. CUTÁNEO PERFORANTE*
- *N. PIRAMIDAL*
- *N. ELEVADOR DEL ANO, COCCÍGEO Y ANO*
- *Ns. ESPLÁCNICOS PÉLVICOS*
- *Ns. ANOCOCCÍGEOS*

PERINÉ

  PLANO PROFUNDO

    MÚSCULO ELEVADOR DEL ANO

      FASCÍCULO PUBORRECTAL

      FASCÍCULO PUBOCOCCÍGEO

      FASCÍCULO ILIOCOCCÍGEO

    MÚSCULO COCCÍGEO

  PLANO MEDIO. UROGENITAL

    TRANSVERSO PROFUNDO DEL PERINÉ

    ESFÍNTER DE LA URETRA

  PLANO SUPERFICIAL

    ESFÍNTER DEL ANO

    TRANSVERSO SUPERFICIAL DEL PERINÉ

    ISQUIOCAVERNOSO

    BULBOESPONJOSO

DIAFRAGMA

    CENTRO FRÉNICO

      HOJA ANTERIOR

      HOJA IZQUIERDA

      HOJA DERECHA

    CINTILLAS SEMICIRCULARES

      SUPERIOR

      INFERIOR

    PILAR MEDIAL DCHO.

    PILAR MEDIAL IZDO.

    PILAR LATERAL DCHO.

    PILAR LATERAL IZDO.

ORIFICIOS DEL DIAFRAGMA

HENDIDURA DE LARREY (TORÁCICA INTERNA)

  ORIFICIO DE CAVA INFERIOR Y FRÉNICO DCHO

  HIATO ESOFÁGICO (ESÓFAGO Y VAGOS)

  HIATO AÓRTICO (AORTA, C. TORÁCICO Y ÁCIGOS)

  ORIFICIO DEL NERVIO FRÉNICO IZQUIERDO

  ENTRE LOS PILARES MED. Y LAT. (Ns. ESPLÁCNICOS)

  ARCO DEL PSOAS (V. LUMBAR ASCEND)

  ARCO DEL CUADRADO (V. SUBCOSTAL)

  PILAR IZDO. (V. HEMIÁCIGOS)

  PILAR DCHO. (V. ÁCIGOS)

RETORNO VENOSO DEL TRONCO

  CAVA SUPERIOR

    TRONCOS BRAQUIOCEFÁLICOS

      YUGULAR INTERNA

        OCCIPITAL

        CERVICAL SUPERFICIAL

        SUBESCAPULAR

      SUBCLAVIA

        YUGULAR EXTERNA

        YUGULAR ANTERIOR

        PRIMERAS INTERCOSTALES

      VERTEBRAL

      CERVICAL PROFUNDA

      TORÁCICAS INTERNAS

      PERICARDIOFRÉNICAS

  CAVA INFERIOR

    AFLUENTES PARIETALES

      VENAS LUMBARES

      VENAS DIAFRAGMÁTICAS INFERIORES

    VENAS VISCERALES

    VENA ILÍACA COMÚN

      INTRAPÉLVICAS PARIETALES

        SACRA LATERAL

        SACRA MEDIA

      EXTRAPÉLVICAS

        EPIGÁSTRICA INFERIOR

        CIRCUNFLEJA ILÍACA PROFUNDA

GRANDES TRONCOS LINFÁTICOS

  CONDUCTO TORÁCICO. LINFÁTICO IZDO.

    TRONCO YUGULAR IZQUIERDO

    TRONCO SUBCLAVIO IZQUIERDO

    TRONCO BRAQUIOMEDIASTINICO IZDO.

    TRONCOS LUMBARES DCHO. E IZDO.

  CONDUCTO LINFÁTICO DERECHO. IGUAL

SENSIBILIDAD

  RAMAS VENTRALES

    PLEXO CERVICAL. C1, C2, C3 Y C4

    PLEXO BRAQUIAL. C5, C6, C7, C8 Y T1

    NERVIOS INTERCOSTALES. T1 A T12

    PLEXO LUMBAR. T12, L1, L2, L3 Y L4

    PLEXO SACRO. L5, S1, S2, S3 Y S4

    PLEXO COCCÍGEO. S5, Co1 Y Co2

  RAMAS DORSALES

    C1. NERVIO SUBOCCIPITAL

    C2. NERVIO OCCIPITAL MAYOR

    C3. NERVIO OCCIPITAL MENOR

    NERVIOS ESPINALES. C4 A Co2

      NERVIOS CLÚNEOS SUPERIORES. L1, L2 Y L3

      NERVIOS CLÚNEOS MEDIOS. S1, S2 Y S3

      NERVIOS CLÚNEOS INFERIORES. PLEXO SACRO

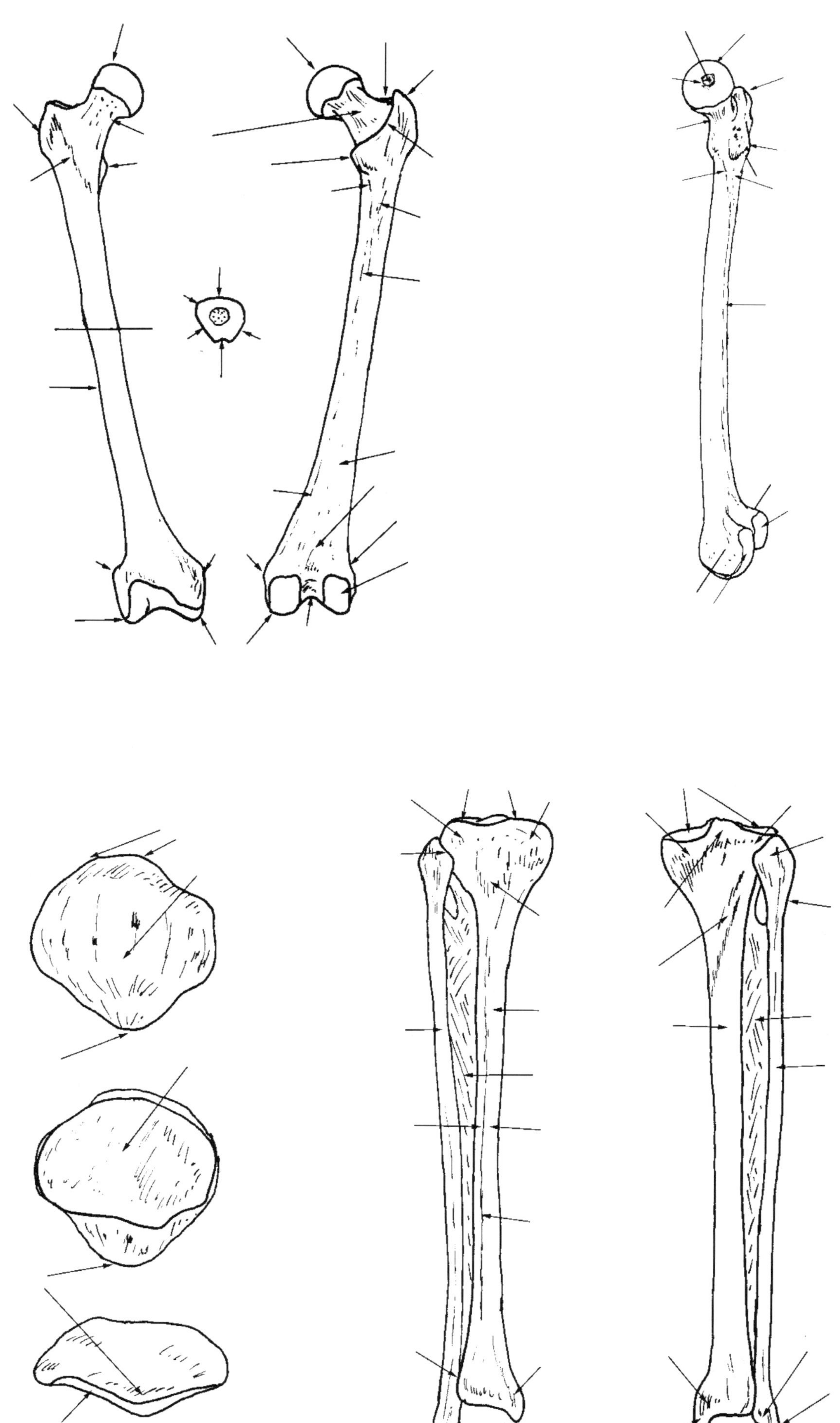

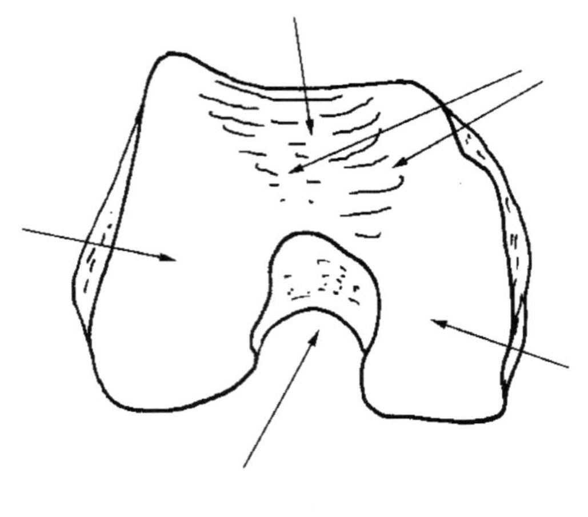

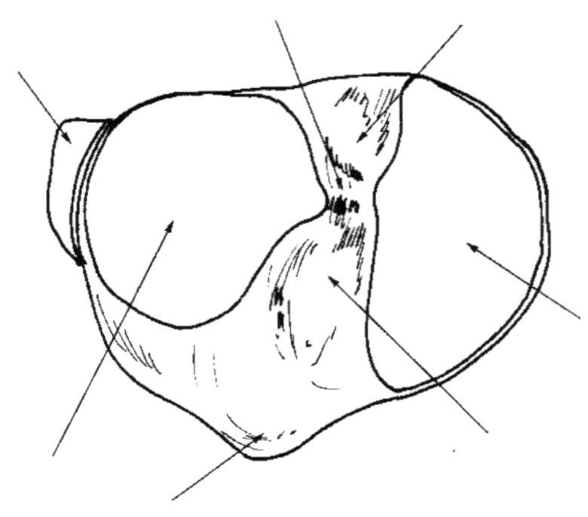

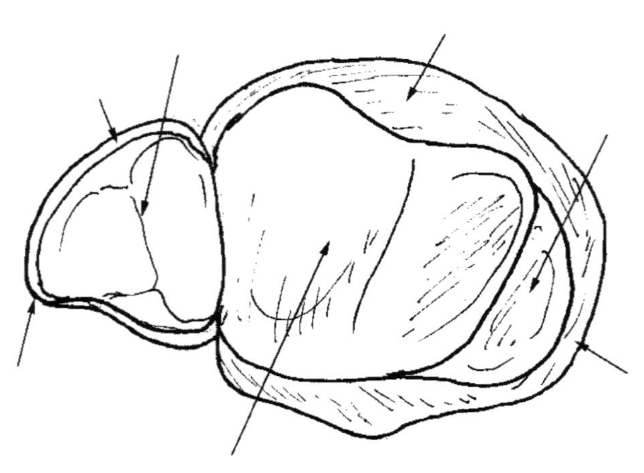

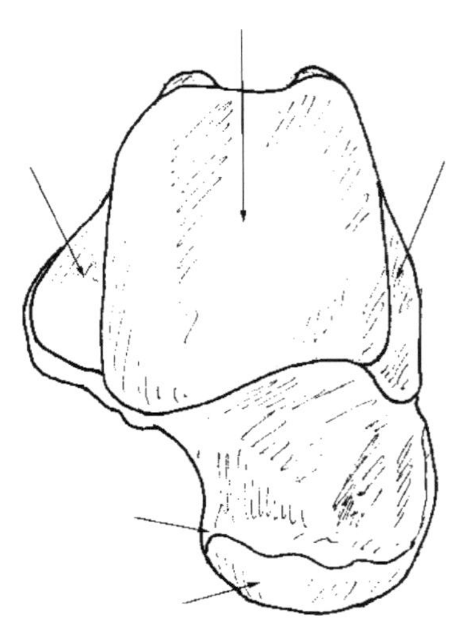

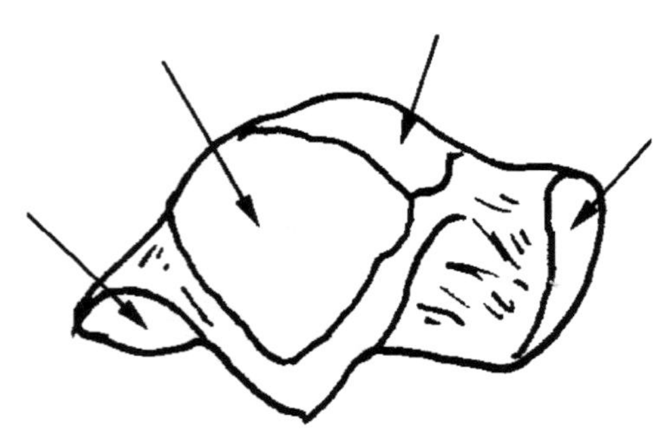

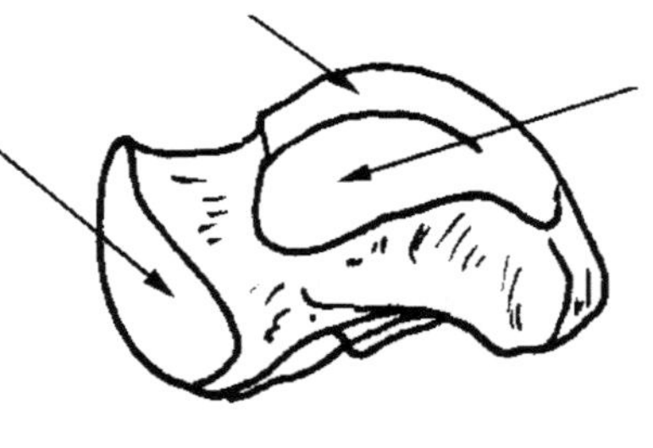

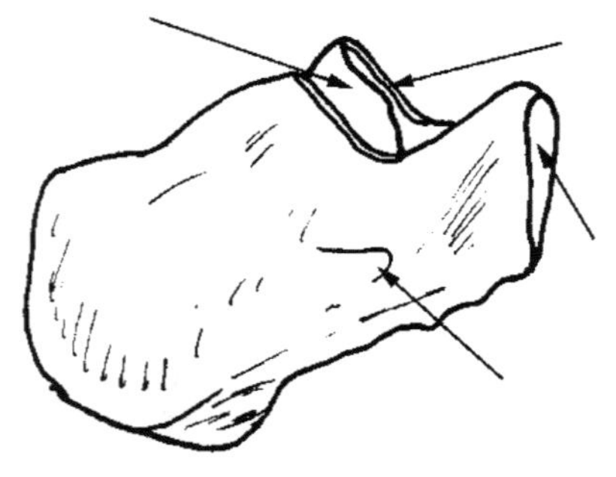

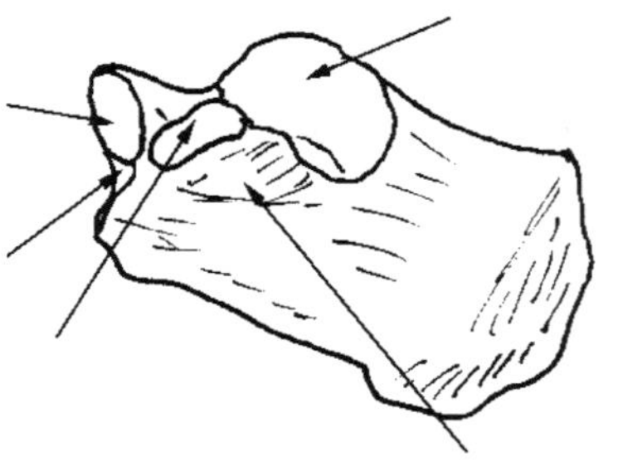

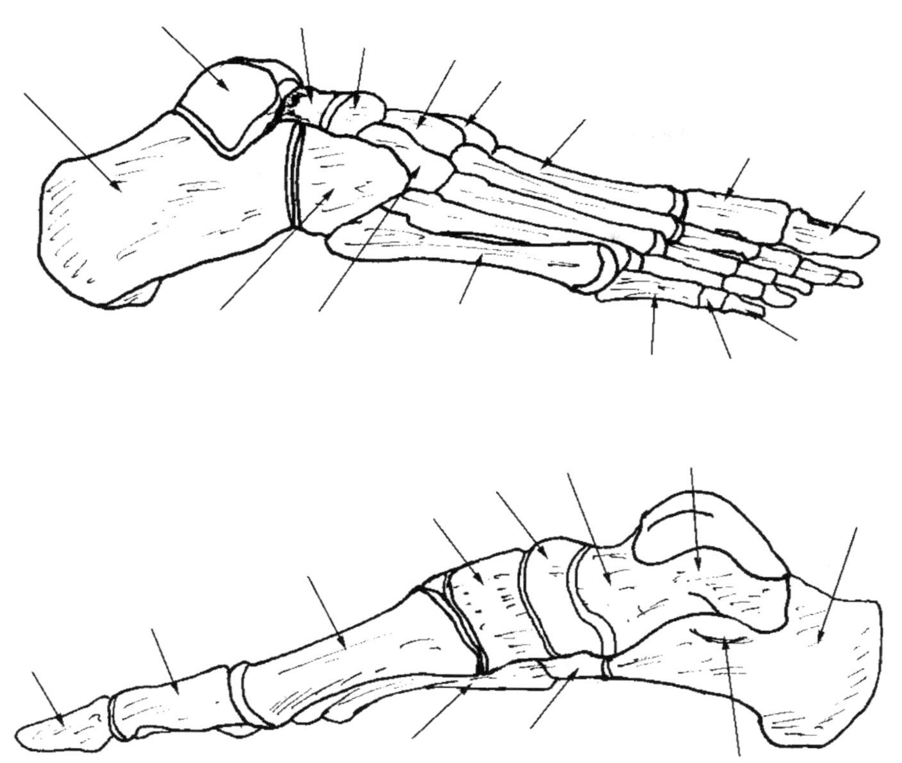

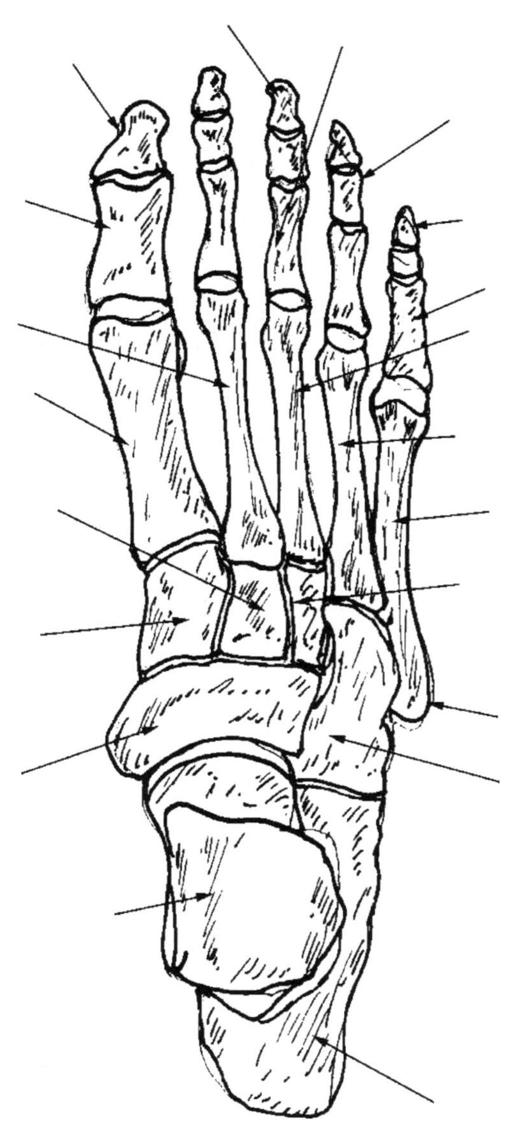

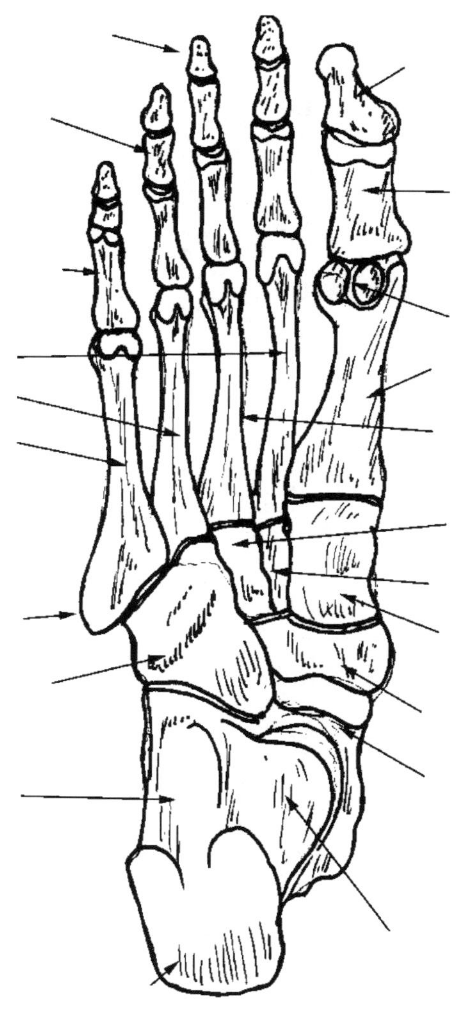

PRÁCTICA 4
ELEMENTOS ÓSEOS DE LA EXTREMIDAD INFERIOR

FÉMUR
  CABEZA
    FÓVEA
  CUELLO
    ANATÓMICO
    QUIRÚRGICO
  DIÁFISIS
    TROCÁNTER MAYOR
    TROCÁNTER MENOR
    LÍNEA INTERTROCANTÉREA
    CRESTA INTERTROCANTÉREA
    LÍNEA ÁSPERA
    LÍNEAS SUPRACONDÍLEAS
      MEDIAL
        TUBÉRCULO ADUCTOR
      LATERAL
  EPÍFISIS DISTAL
    CÓNDILOS
      MEDIAL
      LATERAL
    FOSA INTERCONDÍLEAS
    EPICÓNDILOS
      MEDIAL
      LATERAL
RÓTULA
  VÉRTICE
  BASE SUPERIOR
  CARILLA ARTICULAR

TIBIA
  MESETA TIBIAL
    CÓNDILOS TIBIALES
      MEDIAL
      LATERAL
    EMINENCIA INTERCONDÍLEA
      ÁREA PREESPINAL
      ÁREA RETROESPINAL
    TUBEROSIDAD TIBIAL
  DIÁFISIS
    BORDES
      ANTERIOR
      MEDIAL
      LATERAL
    LÍNEA OBLICUA POSTERIOR
  EPÍFISIS DISTAL
    MALÉOLO MEDIAL
    ESCOTADURA PERONEA
    SUPERFICIE ALTICULAR
      PERONÉ
      ASTRÁGALO

PERONÉ
  CABEZA
  CUELLO
  ESCOTADURA TIBIAL
  MALÉOLO LATERAL

MEMBRANA INTERÓSEA

41

PIE

- *ANTEPIÉ*
- *MEDIOPIÉ*
- *RETROPIÉ*
- *TARSO*
  - *ASTRÁGALO*
    - *CABEZA*
    - *CUELLO*
      - *SURCO ASTRAGALINO*
    - *CUERPO*
      - *TUBÉRCULO MEDIAL*
      - *SURCO DEL FLEXOR LARGO DEDO I*
      - *TUBÉRCULO LATERAL*
  - *CALCÁNEO*
    - *TALÓN*
    - *TUBEROSIDAD DEL CALCÁNEO*
      - *APÓFISIS MEDIAL*
      - *APÓFISIS LATERAL*
    - *TUBÉRCULO CALCÁNEO*
    - *TRÓCLEA O TUBÉRCULO PERONEO*
      - *SURCO DEL PERONEO CORTO*
      - *SURCO DEL PERONEO LARGO*
    - *SUSTENTACULUM TALI*
      - *SURCO DEL FLEXOR LARGO DEDO I*
  - *NAVICULAR*
    - *TUBEROSIDAD TIBIAL POSTERIOR*
  - *CUBOIDES*
    - *SURCO DEL PERONEO LARGO*
  - *CUNEIFORMES*
    - *MEDIAL*
    - *INTERMEDIO*
    - *LATERAL*
  - *METATARSO*
    - *METATARSIANOS*
      - *I, II, III, IV Y V*
        - *APÓFISIS ESTILOIDES DEL V META*
  - *DEDOS*
    - *FALANGES*
      - *PRIMER DEDO*
        - *PROXIMAL*
        - *DISTAL*
      - *RESTO DEDOS*
        - *PROXIMAL*
        - *MEDIA*
        - *DISTAL*

PRÁCTICA 5
DISECCIÓN DEL PANORAMA ANTERIOR DE LA EXTREMIDAD INFERIOR. RIEGO ARTERIAL

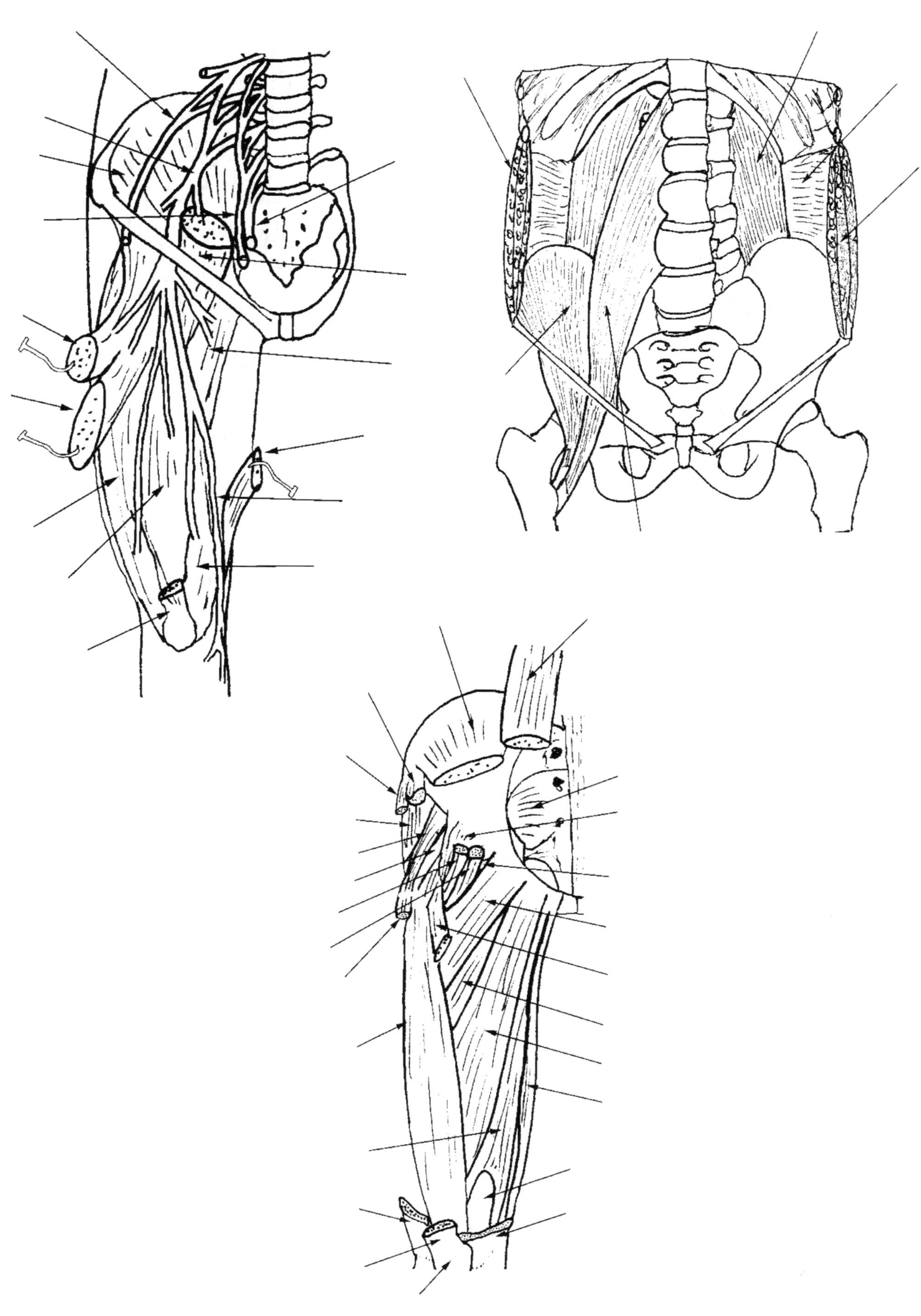

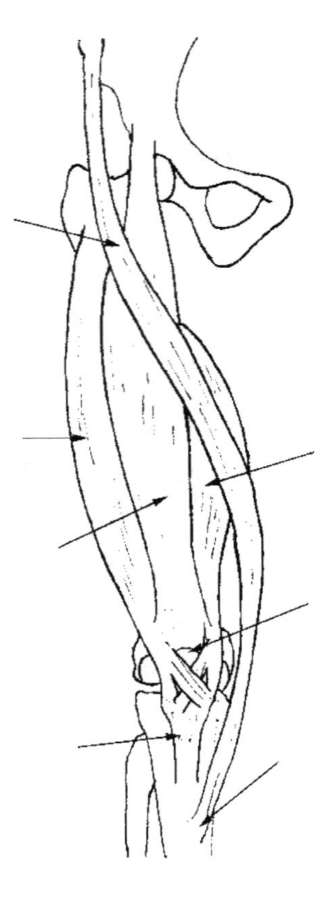

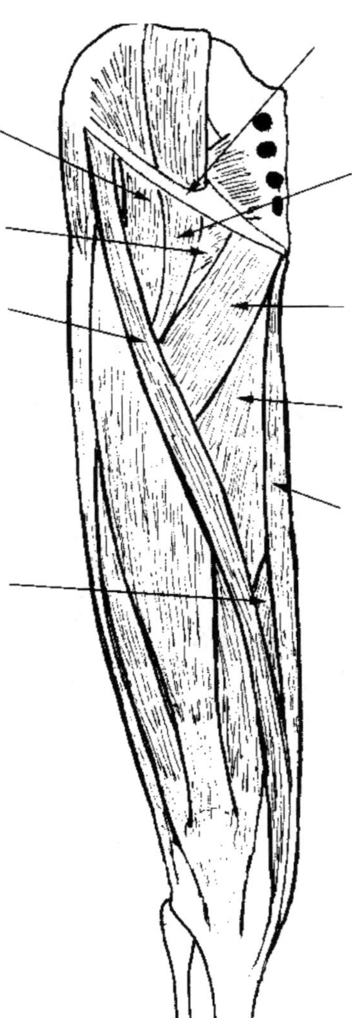

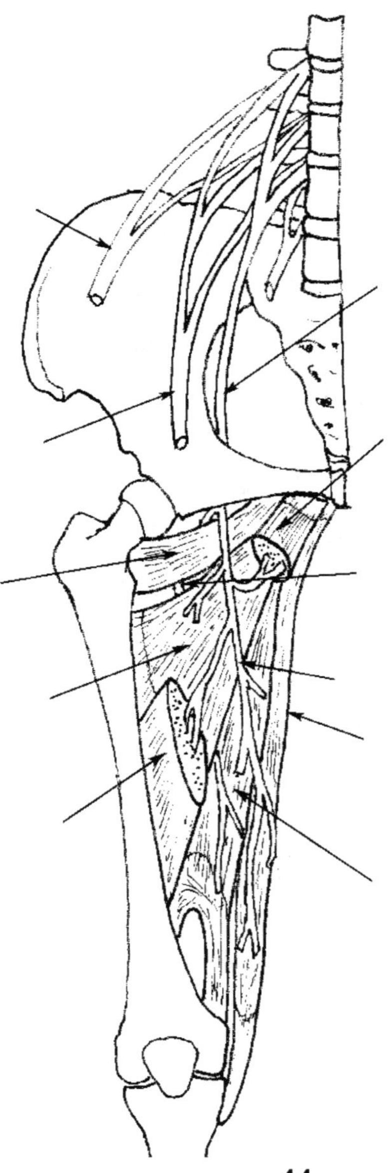

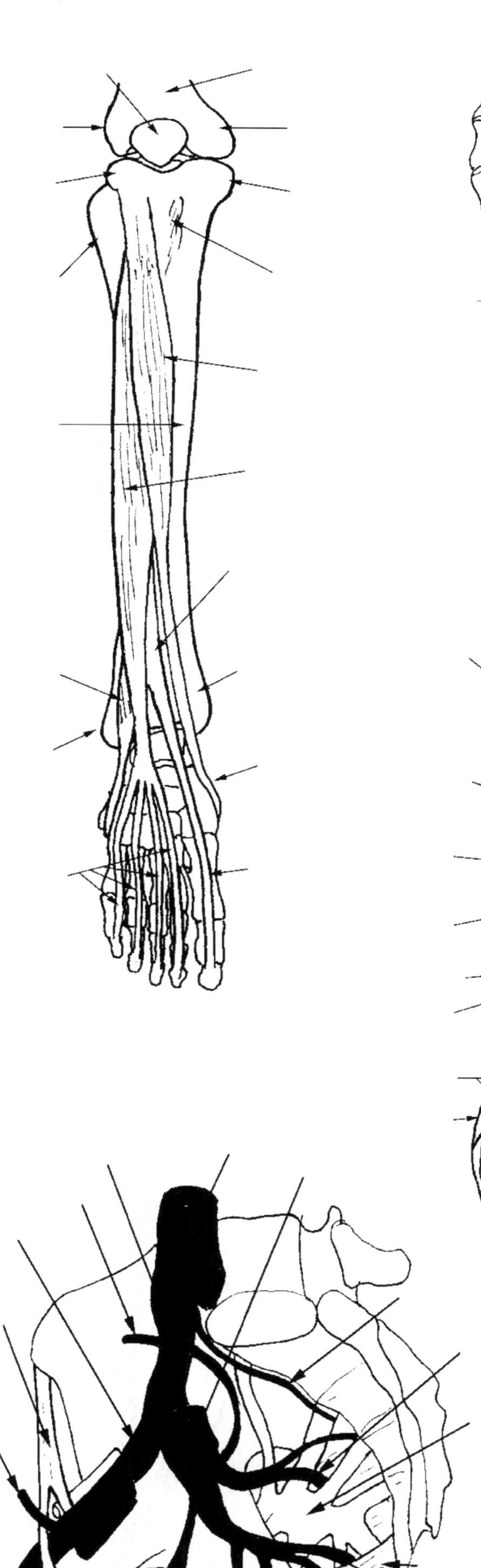
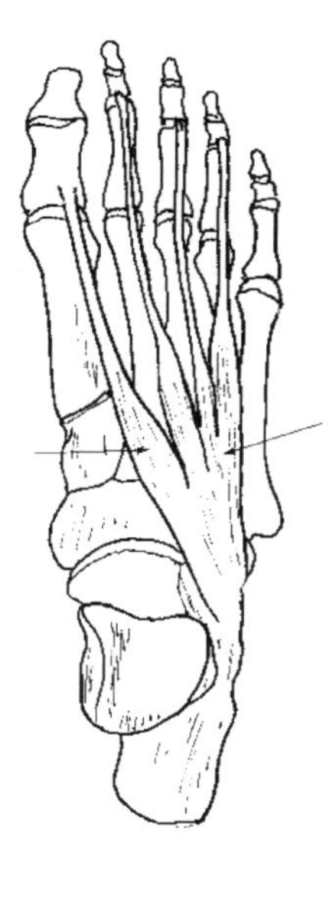
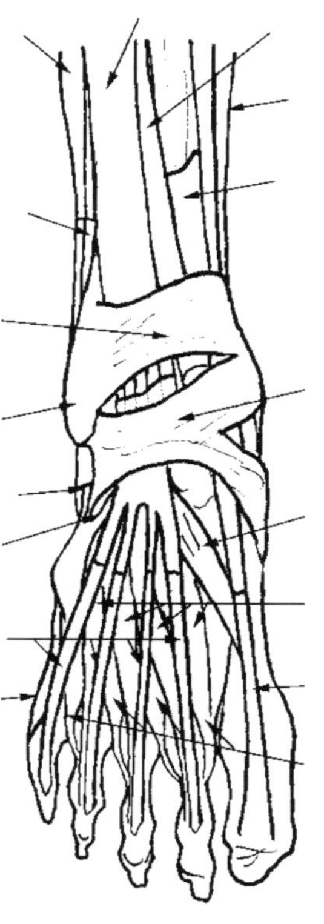
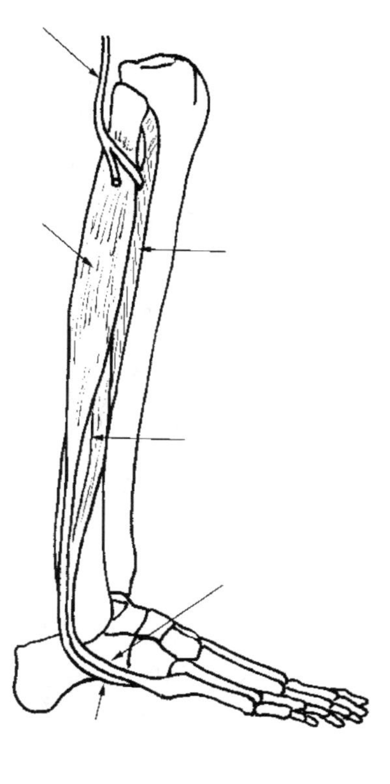
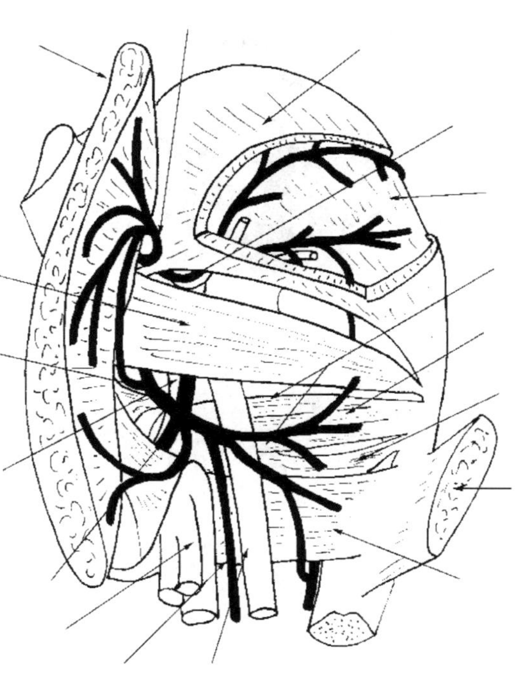

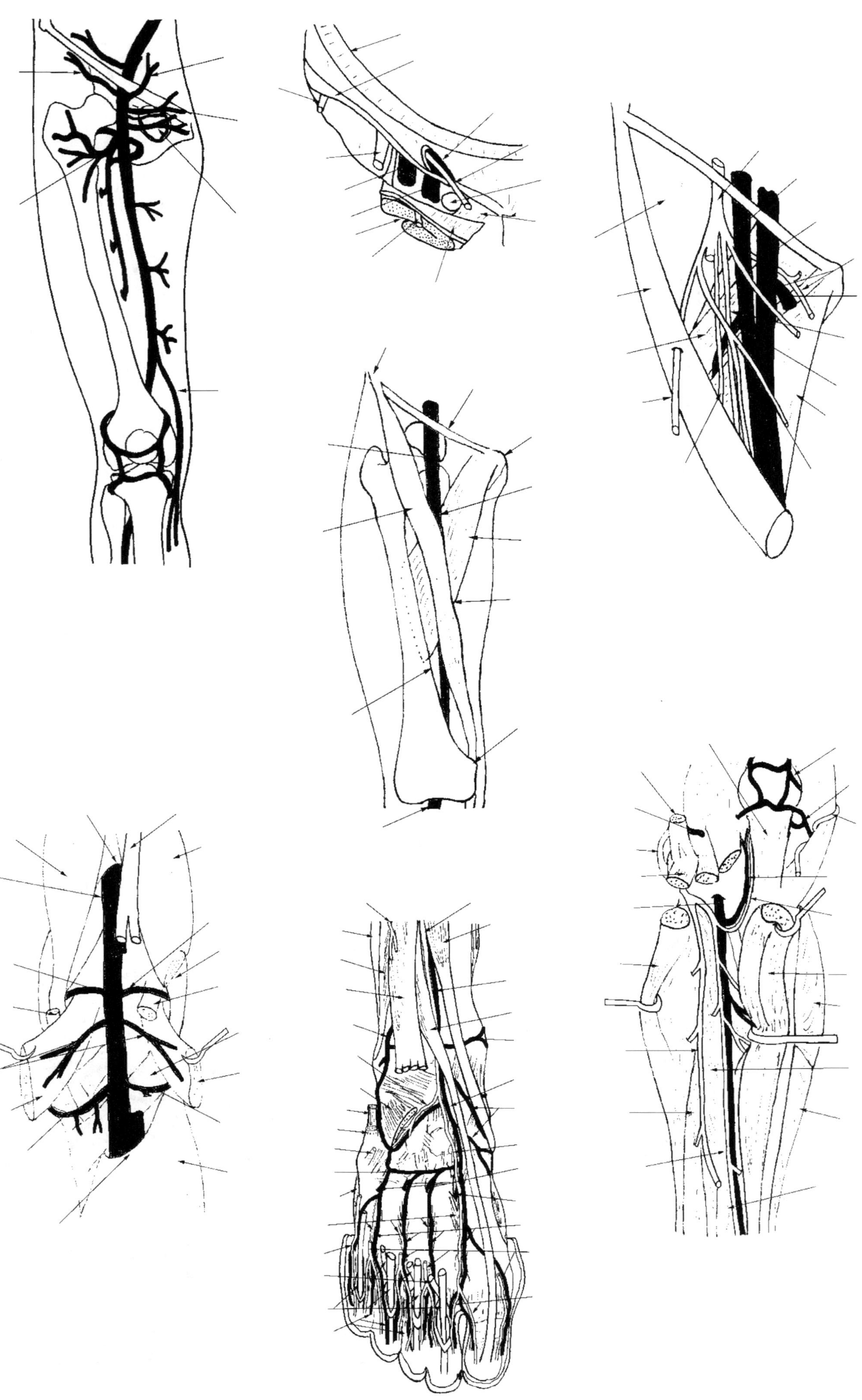

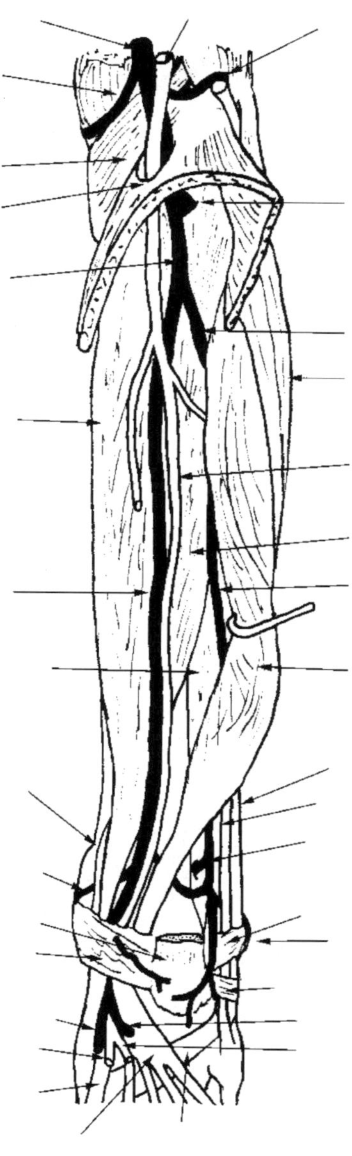

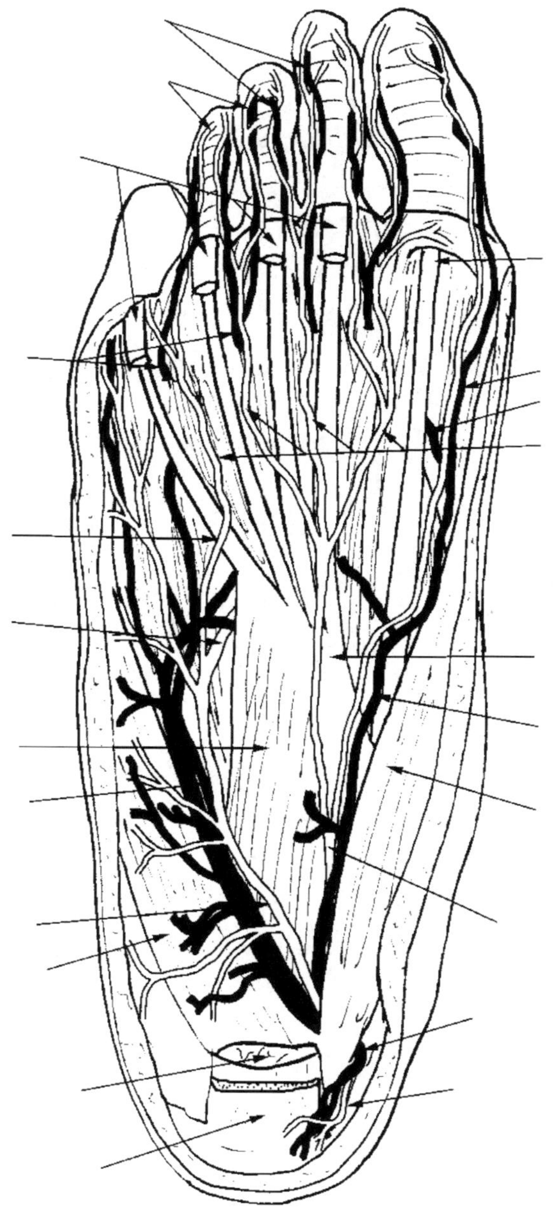

PRÁCTICA 5
DISECCIÓN DEL PANORAMA ANTERIOR DE LA EXTREMIDAD INFERIOR. RIEGO ARTERIAL

S.N.M. DEL NERVIO FEMORAL
- MÚSCULO PSOAS
- MÚSCULO ILÍACO
- MÚSCULO SARTORIO
- MÚSCULO CUÁDRICEPS
  - RECTO ANTERIOR
  - VASTO LATERAL
  - VASTO INTERMEDIO
  - VASTO MEDIAL
- NERVIO FEMORAL
  - RAMAS MOTORAS COLATERALES
    - ILÍACO
    - PSOAS
  - RAMAS TERMINALES
    - SARTORIO
    - PECTÍNEO
    - CUÁDRICEPS
  - RAMAS SENSITIVAS
    - CARA ANTERIOR DEL MUSLO
      - NERVIO CUTÁNEO MEDIAL
      - NERVIO INTERMEDIO
    - CARA MEDIAL PIERNA Y PIE
      - NERVIO SAFENO

TRIÁNGULO FEMORAL DE SCARPA
- LÍMITES
  - LIGAMENTO INGUINAL
  - ADUCTOR LARGO Y GRÁCIL
  - SARTORIO
- FONDO
  - PSOASILÍACO
  - PECTÍNEO
  - ADUCTOR MAYOR
- CONTENIDO
  - VAINA FEMORAL
  - ARTERIA FEMORAL
    - A. EPIGÁSTRICA SUPERFICIAL
    - A. CIRCUNFLEJA SUPERFICIAL
    - As. PUDENDAS EXTERNAS
    - A. FEMORAL PROFUNDA
  - VENA FEMORAL
    - VENA SAFENA MAYOR
  - NERVIO FEMORAL
  - GANGLIOS LINFÁTICOS

S.N.M. DEL NERVIO OBTURADOR
- OBTURADOR EXTERNO
- ADUCTORES
  - PECTÍNEO
  - ADUCTOR LARGO
  - ADUCTOR CORTO
  - GRÁCIL
  - ADUCTOR MAYOR
    - PORCIÓN LATERAL
    - PORCIÓN MEDIAL (CIÁTICO)
- NERVIO OBTURADOR
  - RAMAS MOTORAS
    - OBTURADOR EXTERNO
    - PECTÍNEO
    - ADUCTOR LARGO
    - ADUCTOR CORTO
    - GRÁCIL
    - ADUCTOR MAYOR. PORCIÓN LATERAL

PATA DE GANSO
- GRÁCIL
- SARTORIO
- SEMITENDINOSO

S.N.M. DEL NERVIO PERONEO COMÚN
- COMPARTIMENTO ANTEROLATERAL
  - TIBIAL ANTERIOR
  - EXTENSOR LARGO DE LOS DEDOS
  - EXTENSOR LARGO PRIMER DEDO
  - EXTENSOR CORTO PRIMER DEDO
  - PERONEO LARGO
  - PERONEO CORTO
  - PERONEO ANTERIOR (3.er PERONEO)
- CARA DORSAL DEL PIE
  - EXTENSOR CORTO DE LOS DEDOS
- NERVIO PERONEO COMÚN
  - RAMOS CUTÁNEOS
    - COMUNICANTE SURAL
    - SURAL LATERAL
  - TERMINALES
    - PERONEO PROFUNDO
    - PERONEO SUPERFICIAL

RETINÁCULO EXTENSOR
- RETINÁCULO EXTENSOR SUPERIOR
- RETINÁCULO EXTENSOR INFERIOR
  - EXTENSOR LARGO DEDOS
  - PERONEO ANTERIOR (3.er PERONEO)
  - ARTERIA DORSAL DEL PIE
  - EXTENSOR LARGO DEDO 1
  - TIBIAL ANTERIOR

RAMAS EXTRAPÉLVICAS DE LA A. ILÍACA EXTERNA
ARTERIA OBTURATRIZ
ANTERIOR
POSTERIOR
ARTERIA GLÚTEA SUPERIOR
SUPERFICIAL
PROFUNDA
ARTERIA ISQUIÁTICA (GLÚTEA INFERIOR)
RAMOS ASCENDENTES
ARTERIA DEL NERVIO CIÁTICO
ARTERIA DEL GLÚTEO MAYOR
RAMA DESCENDENTE
ARTERIA PUDENDA INTERNA
ARTERIA FEMORAL
ARTERIA EPIGÁSTRICA SUPERFICIAL
ARTERIA CIRCUNFLEJA ILÍACA SUPERFICIAL
ARTERIA PUDENDA EXTERNA
ARTERIA PUDENDA EXTERNA PROFUNDA
ARTERIA FEMORAL PROFUNDA
ARTERIA CIRCUNFLEJA FEMORAL MEDIAL
ARTERIA CIRCUNFLEJA FEMORAL LATERAL
ARTERIAS PERFORANTES
ARTERIA DESCENDENTE DE LA RODILLA
ARTERIA POPLÍTEA (TERMINAL)
ARTERIA POPLÍTEA
ARTERIAS ARTICULARES SUPERIORES
ARTERIA ARTICULAR MEDIA
ARTERIAS ARTICULARES INFERIORES
ARTERIAS SURALES
GASTROCNEMIOS
SÓLEO
DELGADO PLANTAR
ARTERIAS TERMINALES
ARTERIA TIBIAL ANTERIOR
ARTERIA TIBIAL POSTERIOR
ARTERIA TIBIAL ANTERIOR
ARTERIA RECURRENTE TIBIAL ANTERIOR
ARTERIA RECURRENTE TIBIAL POSTERIOR
ARTERIA RECURRENTE PERONEA POSTERIOR
ARTERIA RECURRENTE PERONEA ANTERIOR
ARTERIAS MALEOLARES
ARTERIA DORSAL DEL PIE (PEDIA). TERMINAL

RED ARTERIAL PERIARTICULAR DE LA RODILLA
ARTERIA DESCENDENTE DE LA RODILLA
ARTERIAS ARTICULARES SUPERIORES
ARTERIA ARTICULAR MEDIA
ARTERIAS ARTICULARES INFERIORES
ARTERIA RECURRENTE TIBIAL ANTERIOR
ARTERIA RECURRENTE TIBIAL POSTERIOR
ARTERIA RECURRENTE PERONEA ANTERIOR
ARTERIA RECURRENTE PERONEA POSTERIOR
ARTERIA RECURRENTE TIBIAL ANTERIOR
ARTERIA TIBIAL POSTERIOR
ARTERIA RECURRENTE TIBIAL MEDIAL
ARTERIA PERONEA
ARTERIA PERONEA ANTERIOR
ARTERIA PERONEA POSTERIOR
ARTERIAS MUSCULARES
ARTERIAS MALEOLARES
ARTERIA MALEOLAR INTERNA
ARTERIA CALCÁNEA
ARTERIAS TERMINALES
ARTERIA PLANTAR LATERAL
ARCO PLANTAR PROFUNDO
ARTERIAS PERFORANTES
ARTERIA PLANTAR LATERAL DEL 5.º DEDO
ARTERIAS METATARSIANAS. 2.º, 3.º Y 4.º
PRIMERA ARTERIA INTERÓSEA
ARTERIA PLANTAR MEDIAL
ARCO PLANTAR PROFUNDO
ARTERIA DORSAL DEL PIE. ARTERIA PEDIA
ARTERIA TARSIANA LATERAL
ARTERIA TARSIANA MEDIAL
ARTERIA ARQUEADA
RAMAS POSTERIORES
RAMAS ANTERIORES
ARTERIAS DIGITALES
ARTERIA METATARSIANA LATERAL

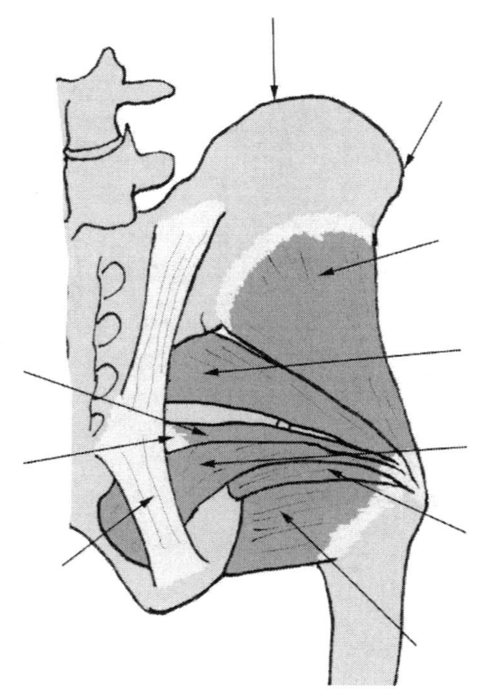

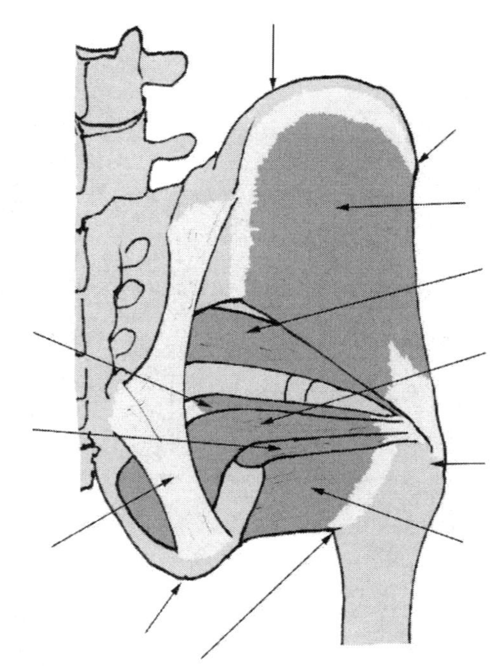

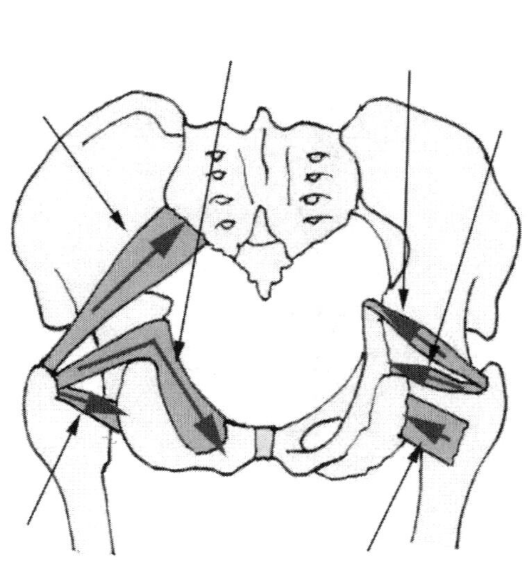

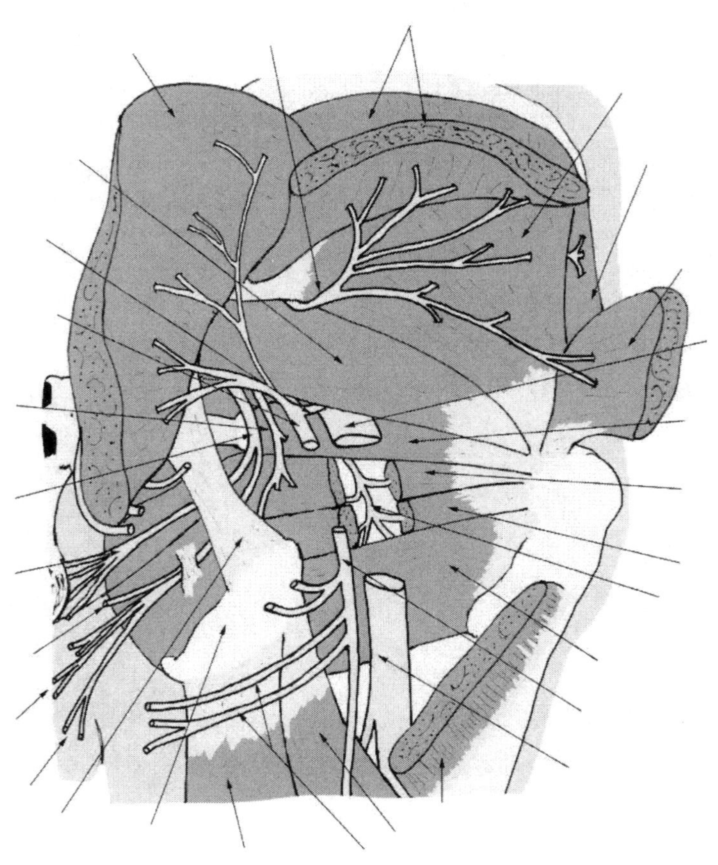

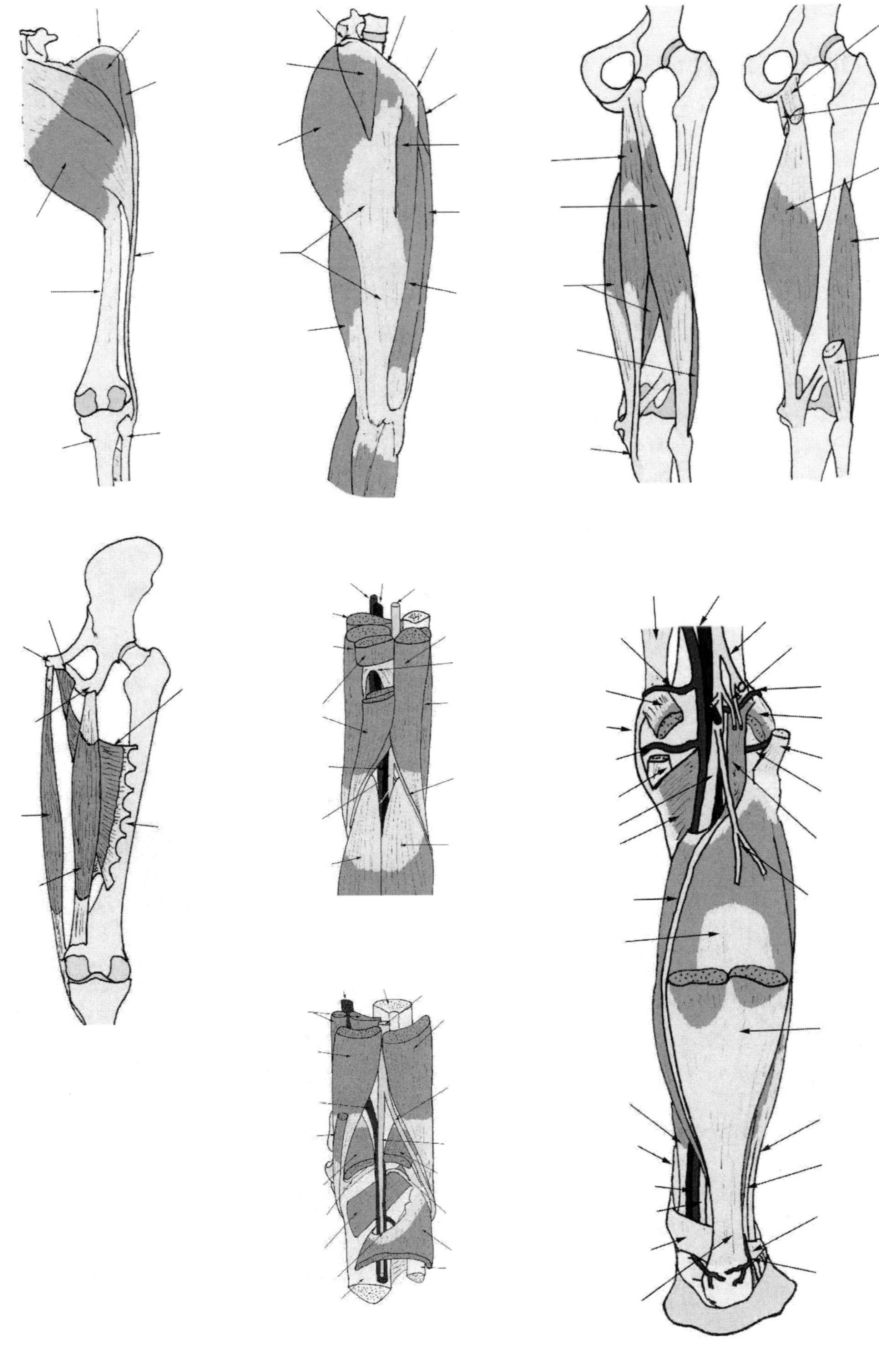

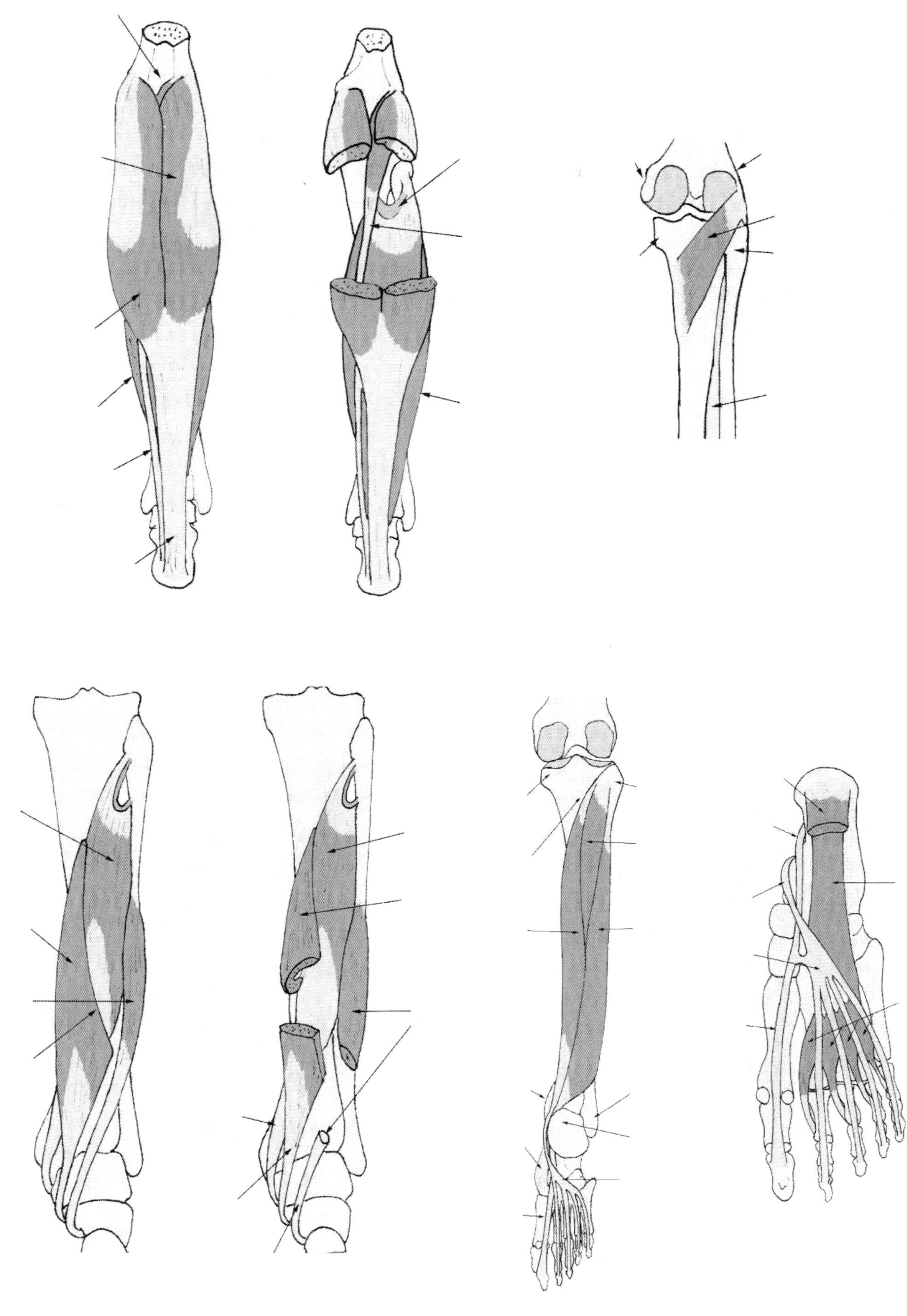

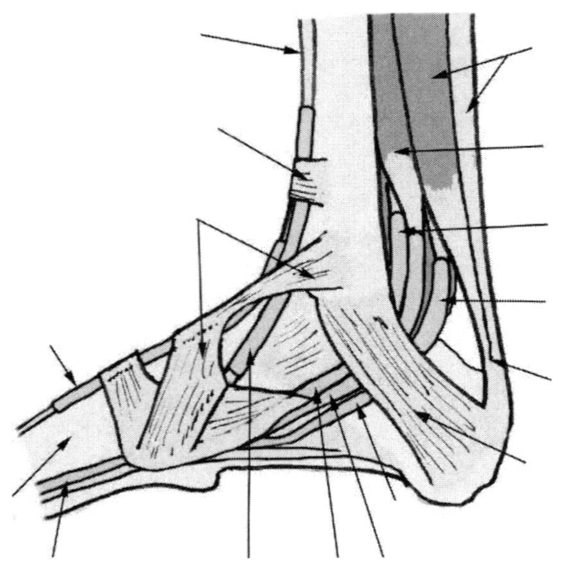

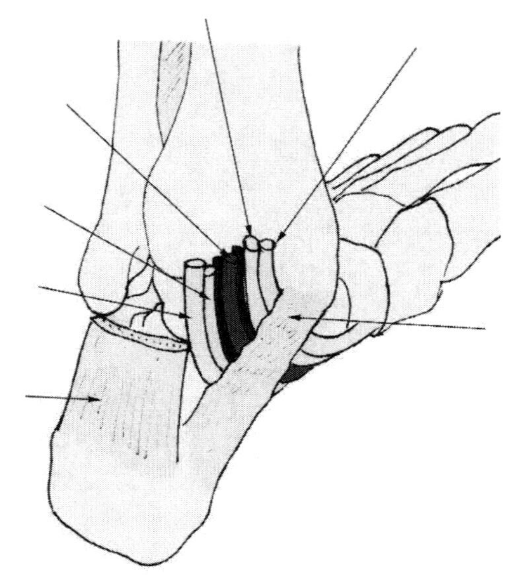

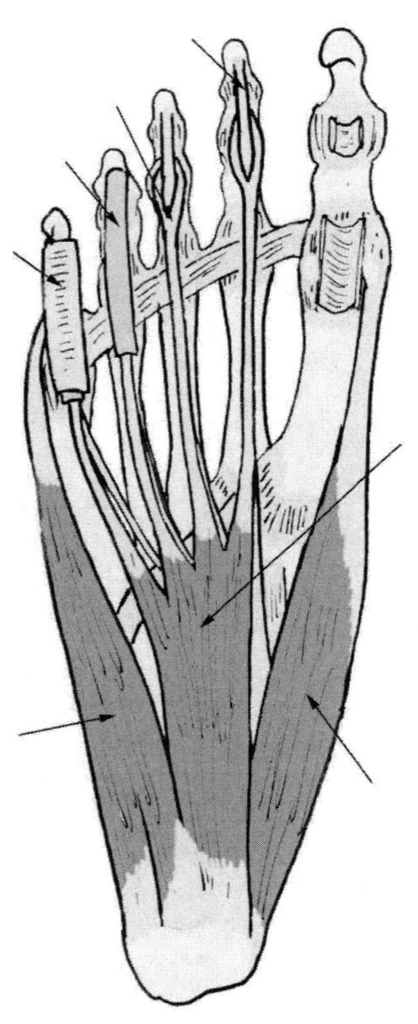

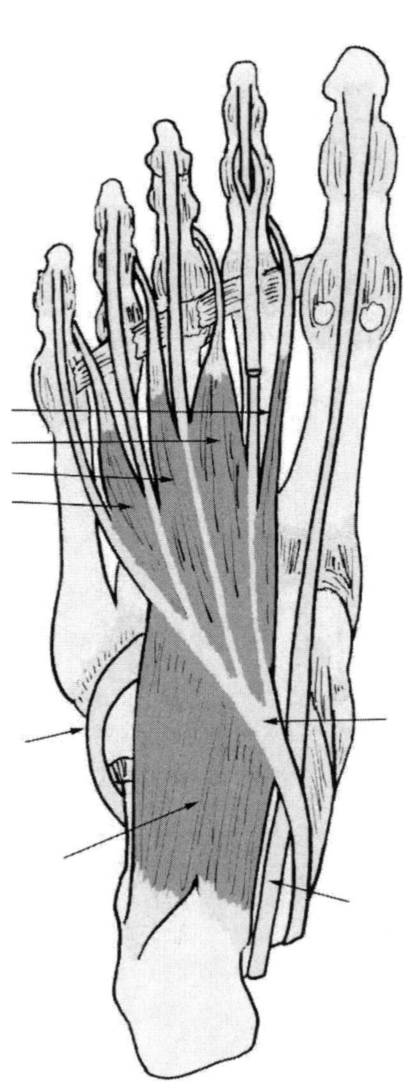

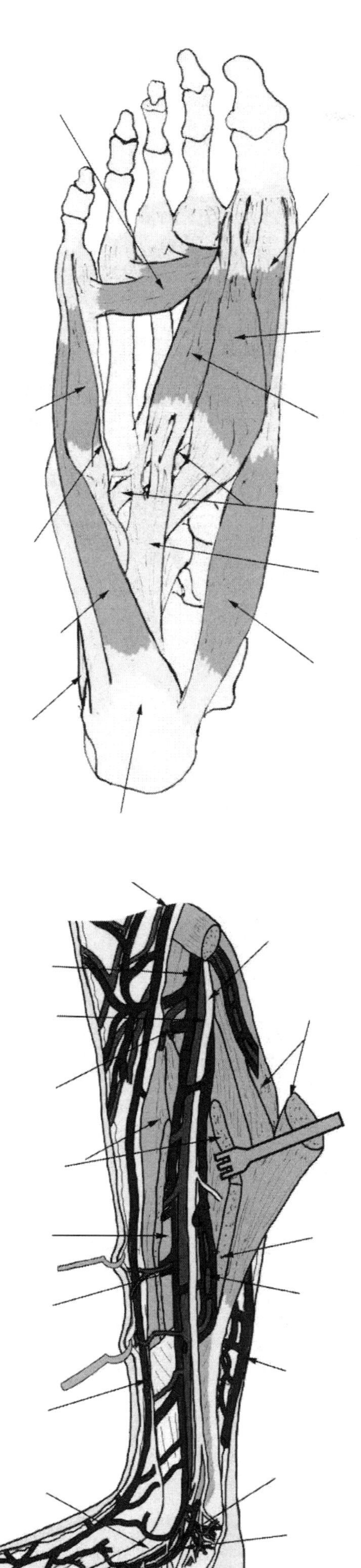

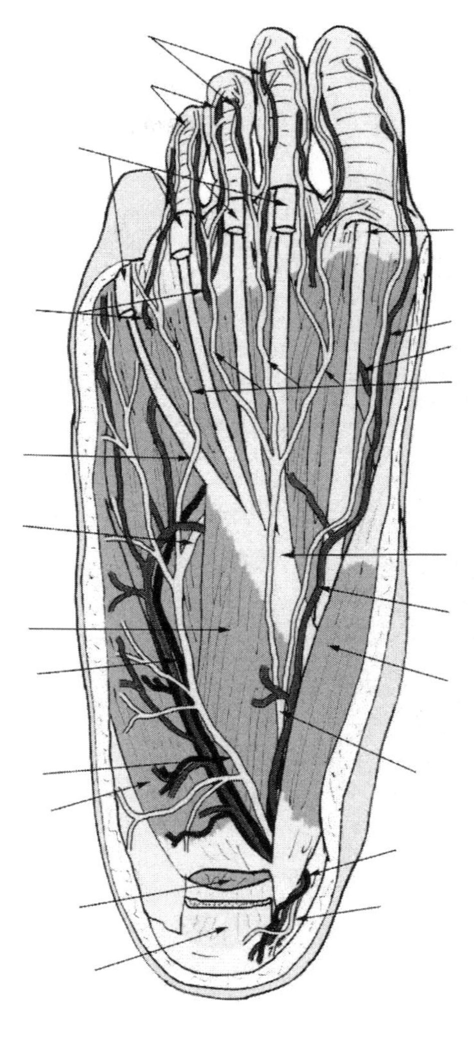

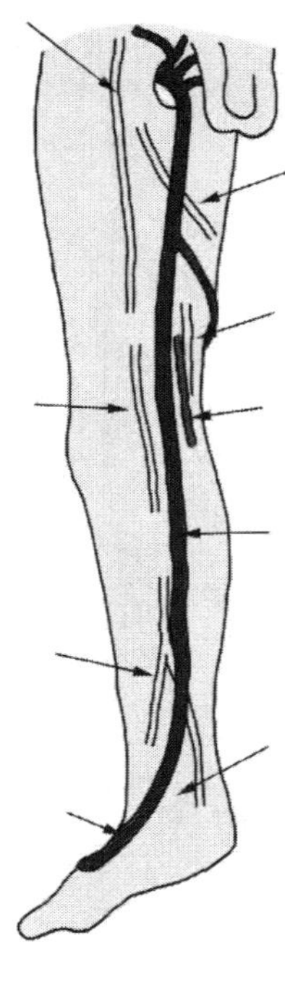

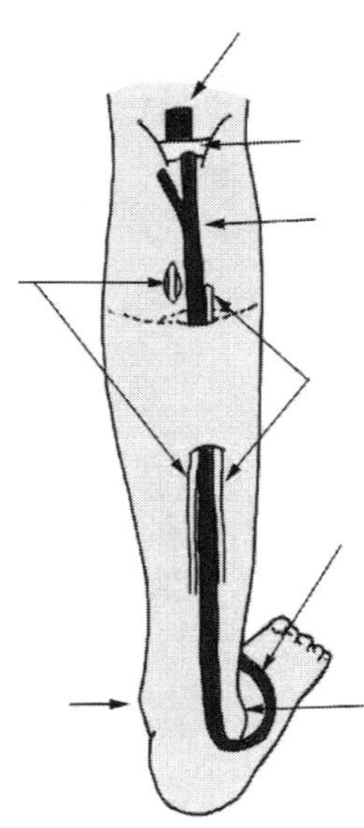

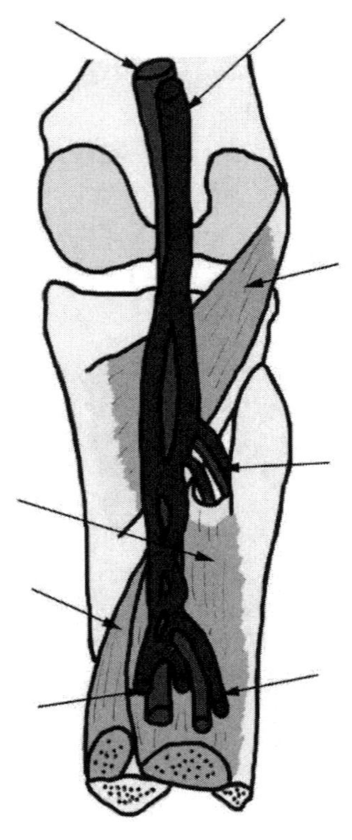

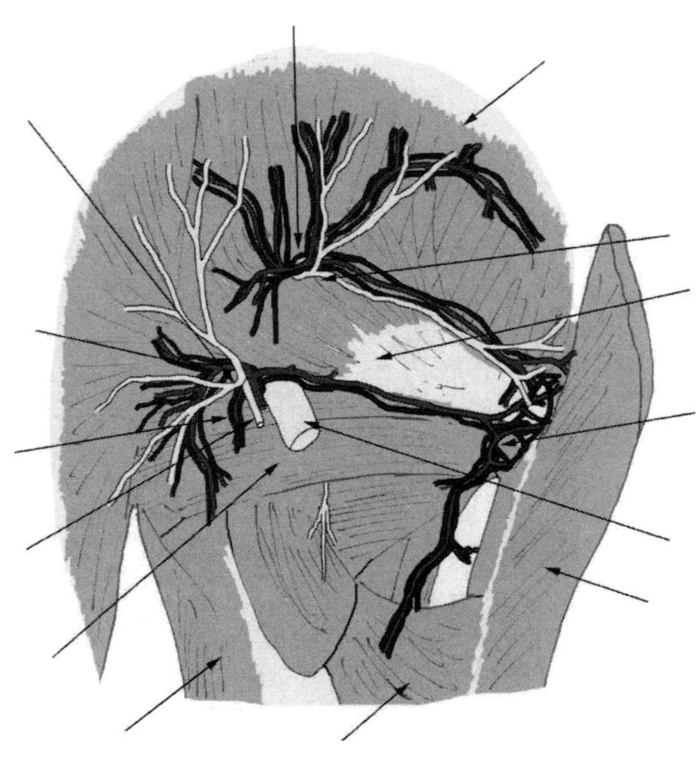

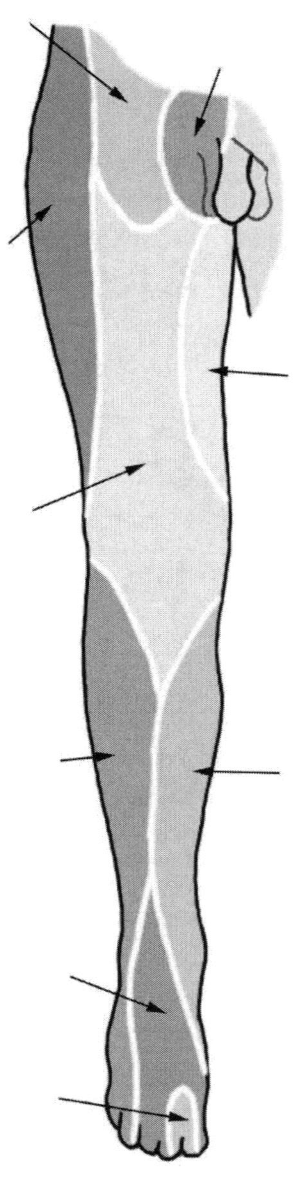

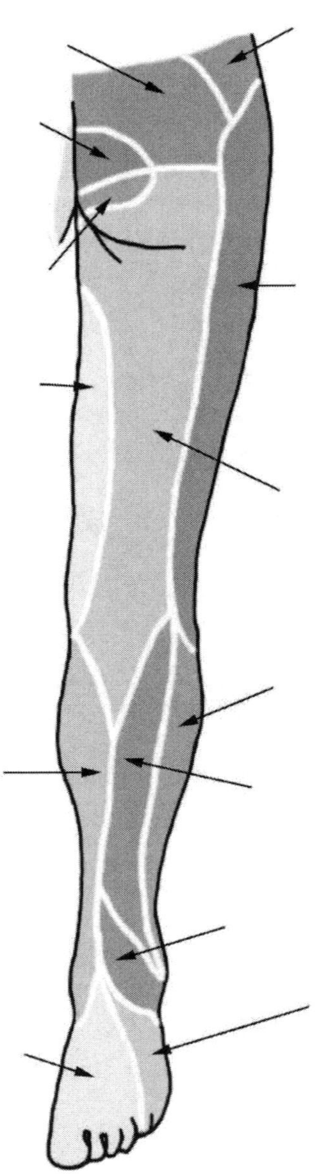

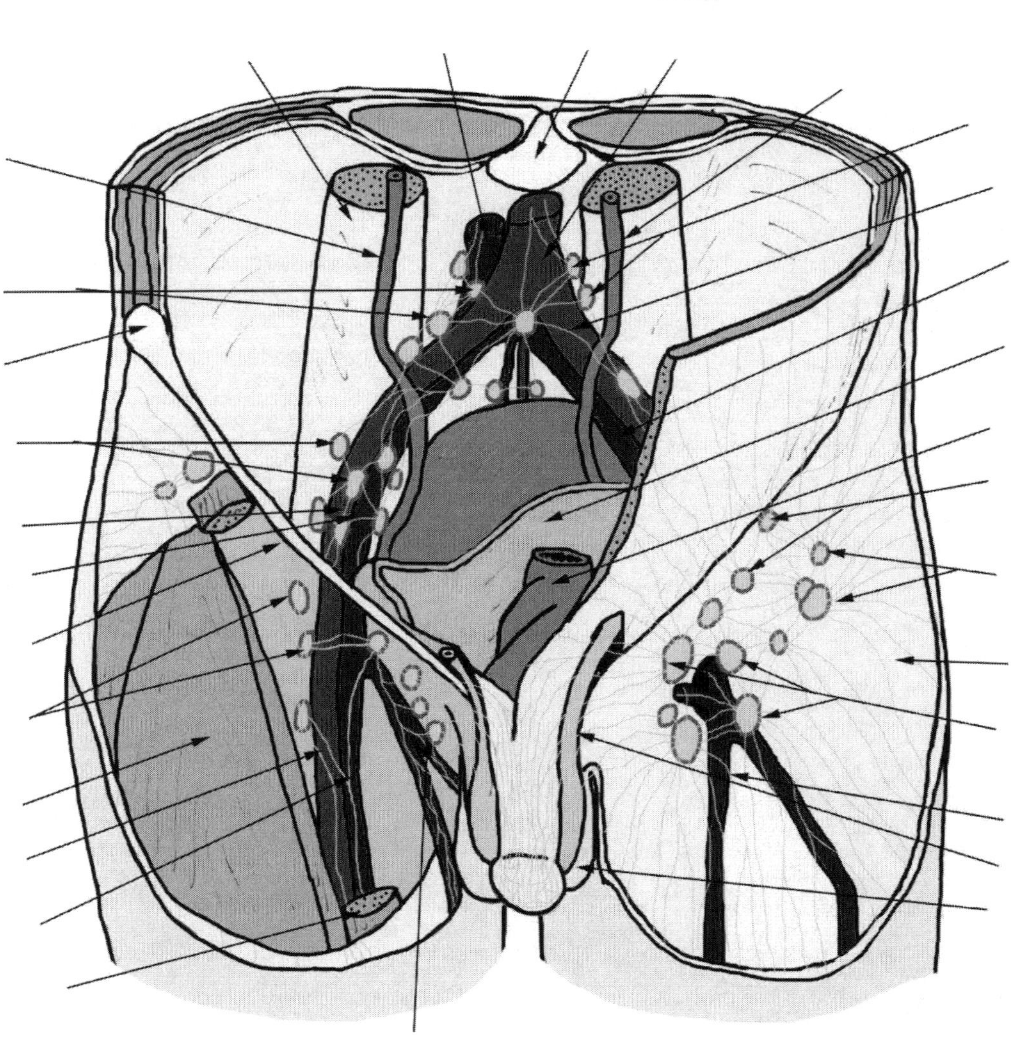

DISECCIÓN DE LA PARTE POSTERIOR DE LA EXTREMIDAD INFERIOR. RETORNO VENOSO. SENSIBILIDAD Y LINFÁTICOS

S.N.M. DEL PLEXO SACRO
- NERVIO DEL OBTURADOR INTERNO
  - MÚSCULO OBTURADOR INTERNO
- NERVIO GLÚTEO SUPERIOR O MAYOR
  - MÚSCULO GLÚTEO MEDIANO
  - MÚSCULO GLÚTEO MENOR
  - MÚSCULO TENSOR DE LA FASCIA LATA
- NERVIO PIRAMIDAL
  - MÚSCULO PIRAMIDAL
- NERVIO DEL GÉMINO SUPERIOR
  - MÚSCULO GÉMINO SUPERIOR
- NERVIO DEL GÉMINO INFERIOR
  - MÚSCULO GÉMINO INFERIOR
  - MÚSCULO CUADRADO FEMORAL
- NERVIO GLÚTEO INFERIOR (CIÁTICO MENOR)
  - MÚSCULO GLÚTEO MAYOR
- NERVIO CUTÁNEO FEMORAL POSTERIOR

MÚSCULOS PELVITROCANTÉREOS
- PIRAMIDAL
- CUADRADO FEMORAL
- OBTURADOR INTERNO
- GÉMINO SUPERIOR
- GÉMINO INFERIOR
- OBTURADOR EXTERNO

S.N.M. DEL NERVIO CIÁTICO
- NERVIO PERONEO COMÚN
  - SUPERFICIAL
  - PROFUNDO
- NERVIO TIBIAL
  - SURAL
  - PLANTAR MEDIAL
  - PLANTAR LATERAL

S.N.M. DEL NERVIO PERONEO COMÚN
- MÚSCULO TIBIAL ANTERIOR
- MÚSCULO EXTENSOR LARGO DEDOS
- MÚSCULO EXTENSOR LARGO DEDO 1
- MÚSCULO EXTENSOR CORTO DEDOS
- MÚSCULO EXTENSOR CORTO DEDO 1
- MÚSCULO PERONEO LARGO
- MÚSCULO PERONEO CORTO
- MÚSCULO PERONEO ANTERIOR
- NERVIO PERONEO COMÚN
  - NERVIO COMUNICANTE SURAL
  - NERVIO COMUNICANTE SURAL LATERAL
  - NERVIOS TERMINALES
    - NERVIO PERONEO PROFUNDO
    - NERVIO PERONEO SUPERFICIAL

TÚNEL DEL TARSO
- MALÉOLO MEDIAL DE LA TIBIA
- SUPERFICIE MEDIAL POSTERIOR ASTRÁGALO
- SUPERFICIE MEDIAL CALCÁNEO
- SUSTENTACULUM TALI INFERIOR

S.N.M. DEL NERVIO TIBIAL
- MÚSCULO GASTROCNEMIO
  - MEDIAL
  - LATERAL
- MÚSCULO SÓLEO
- MÚSCULO DELGADO PLANTAR
- MÚSCULO POPLÍTEO
- MÚSCULO TIBIAL POSTERIOR
- MÚSCULO EXTENSOR LARGO DEDOS
- MÚSCULO EXTENSOR LARGO DEDO 1
- NERVIO TIBIAL
  - RAMOS MUSCULARES POSTERIORES
    - SUPERFICIAL. TRÍCEPS SURAL
    - PROFUNDO
      - TIBIAL POSTERIOR
      - FLEXOR LARGO DEDOS
      - FLEXOR LARGO DEDO 1
  - RAMOS CUTÁNEOS
    - NERVIO SURAL
    - NERVIO CALCÁNEO MEDIAL
  - TERMINALES
    - NERVIO PLANTAR MEDIAL
    - NERVIO PLANTAR LATERAL

S.N.M. DEL NERVIO PLANTAR MEDIAL
- MÚSCULO FLEXOR CORTO DEDOS
- MÚSCULO ABDUCTOR DEDO 1
- MÚSCULO FLEXOR CORTO DEDO 1
  - CABEZA MEDIAL
- MÚSCULOS LUMBRICALES I Y II
- NERVIO PLANTAR MEDIAL
  - RAMOS MUSCULARES
  - RAMOS CUTÁNEOS PLANTARES

S.N.M. DEL MÚSCULO PLANTAR LATERAL
 MÚSCULO CUADRADO PLANTAR
 MÚSCULO ADUCTOR DEDO 1
 MÚSCULO FLEXOR CORTO DEDO 1
  CABEZA LATERAL
 MÚSCULO ABDUCTOR DEDO 5
 MÚSCULO FLEXOR CORTO DEDO 5
 MÚSCULO OPONENTE DEDO 5
 MÚSCULOS LUMBRICALES III Y IV
 MÚSCULOS INTERÓSEOS
  PLANTARES
  DORSALES
 NERVIO PLANTAR LATERAL
  RAMO SUPERFICIAL
   NERVIO DIGITAL PROPIO DEDO 5
    FLEXOR CORTO DEDO 5
    INTERÓSEOS
   NERVIO DIGITAL PLANTAR COMÚN
    NERVIOS DIGITALES PLANTARES
  RAMO PROFUNDO
   NERVIOS MUSCULARES
RETORNO VENOSO EXTREMIDAD INFERIOR
 RED VENOSA SUPERFICIAL
  ARCO VENOSO DORSAL DEL PIE
  SUELA PLANTAR
  SAFENA MAGNA O MAYOR
  SAFENA MENOR
 RED VENOSA PROFUNDA
  VENAS PLANTARES
  VENAS TIBIALES
  VENAS PERONEAS
  VENA POPLÍTEA
  VENA FEMORAL
  VENA ILÍACA EXTERNA
  VENA ILÍACA INTERNA
   RAMAS EXTRAPÉLVICAS
    VENA OBTURATRIZ
    VENA GLÚTEA SUPERIOR
    VENA GLÚTEA INFERIOR
    VENA PUDENDA INTERNA

LINFÁTICOS EXTREMIDAD INFERIOR
 VASOS SUPERFICIALES Y PROFUNDOS
 GANGLIOS O NÓDULOS
  SUPERFICIALES
   INGUINALES SUPERFICIALES
    SUPEROMEDIALES
    SUPEROLATERALES
    INFEROMEDIALES
    INFEROLATERALES
  PROFUNDOS
   GLÚTEOS
   POPLÍTEOS
   TIBIALES POSTERIORES
   PERONEOS
   INGUINALES PROFUNDOS
    CLOQUET
    ROSENMÜLLER
SENSIBILIDAD DE LA EXTREMIDAD INFERIOR
 PLEXO LUMBAR
  NERVIO ILIOHIPOGÁSTRICO
   NERVIOS GLÚTEOS LATERALES
   NERVIO CUTÁNEO ANTERIOR
  NERVIO ILIOINGUINAL
  NERVIO GENITOFEMORAL
   RAMO GENITAL
   RAMO FEMORAL
  NERVIO CUTÁNEO FEMORAL LATERAL
  NERVIO OBTURADOR
   RAMOS CUTÁNEOS MEDIALES MUSLO
  NERVIO FEMORAL
   RAMOS ANTERIORES
    NERVIOS CUTÁNEOS INTERNOS
    NERVIO CUTÁNEO INTERMEDIO
   NERVIO SAFENO
 PLEXO SACRO
  NERVIO CUTÁNEO FEMORAL LATERAL
  NERVIO CIÁTICO
   NERVIO PERONEO COMÚN
    NERVIO PERONEO SUPERFICIAL
    NERVIO PERONEO PROFUNDO
   NERVIO TIBIAL
    NERVIO SURAL
    NERVIO PLANTAR MEDIAL
    NERVIO PLANTAR LATERAL
   NERVIOS LUMBARES
    NERVIOS CLÚNEOS SUPERIORES
    NERVIOS CLÚNEOS MEDIOS
    NERVIOS CLÚNEOS INFERIORES

PRÁCTICA 7
ELEMENTOS ÓSEOS DE LA EXTREMIDAD SUPERIOR

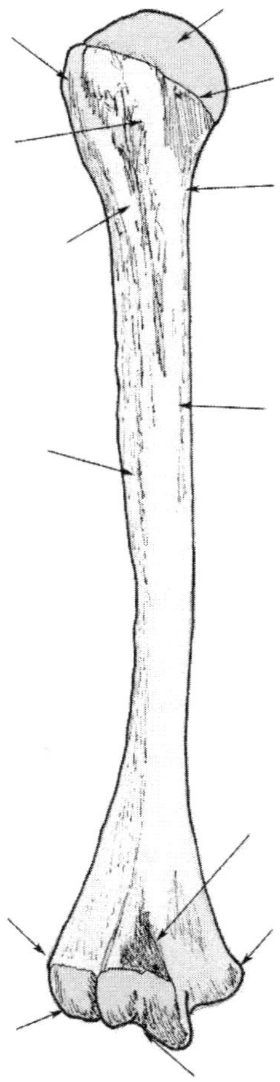

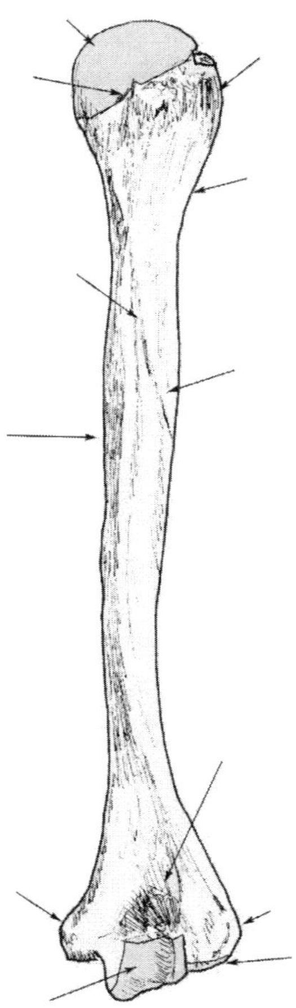

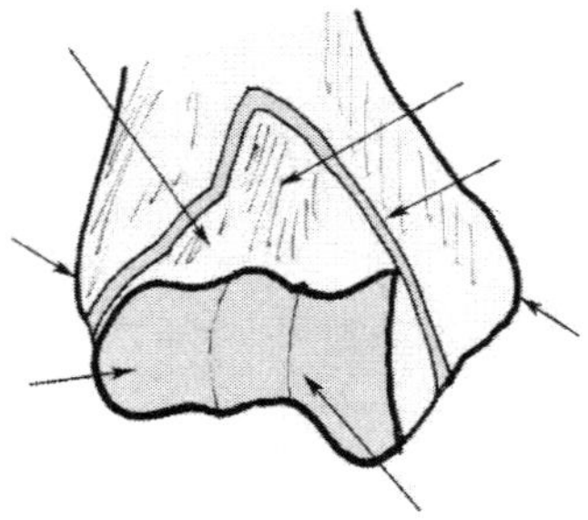

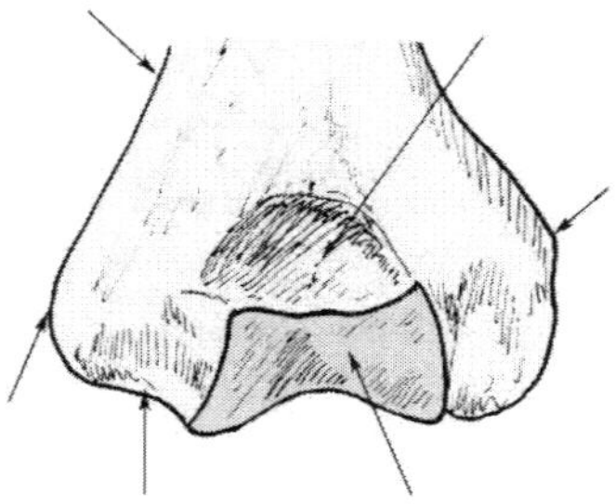

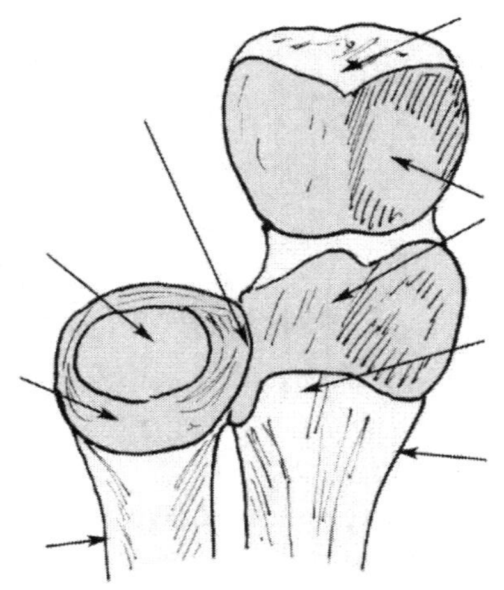

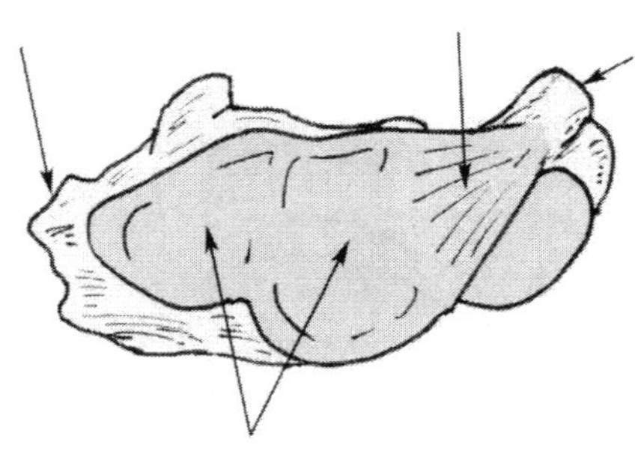

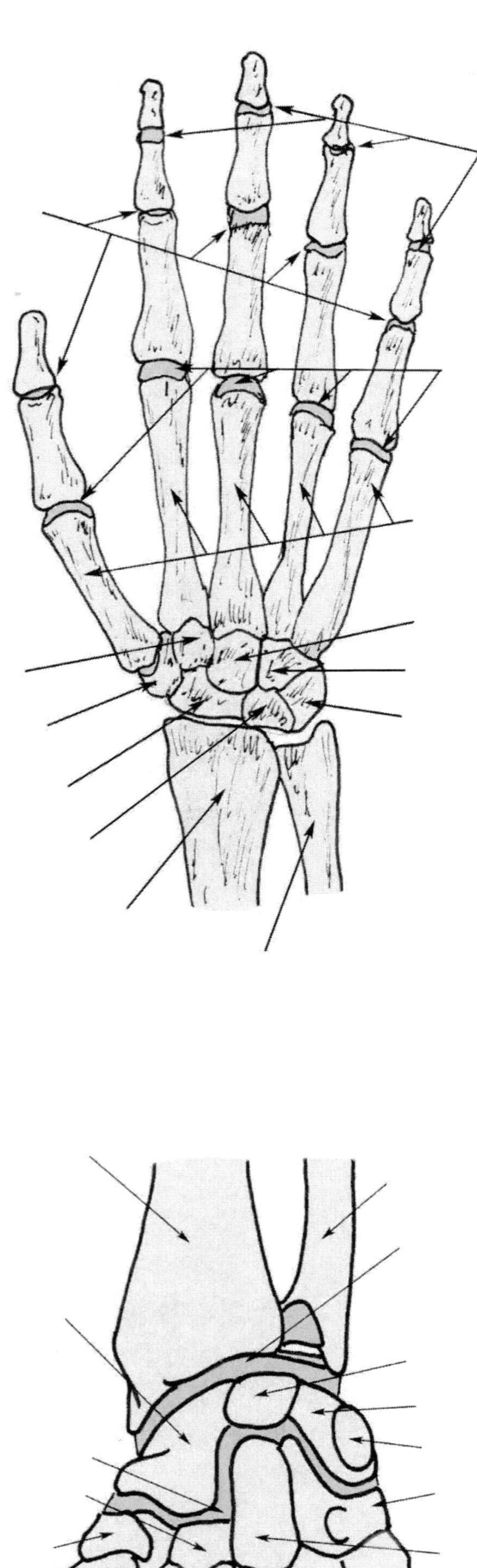

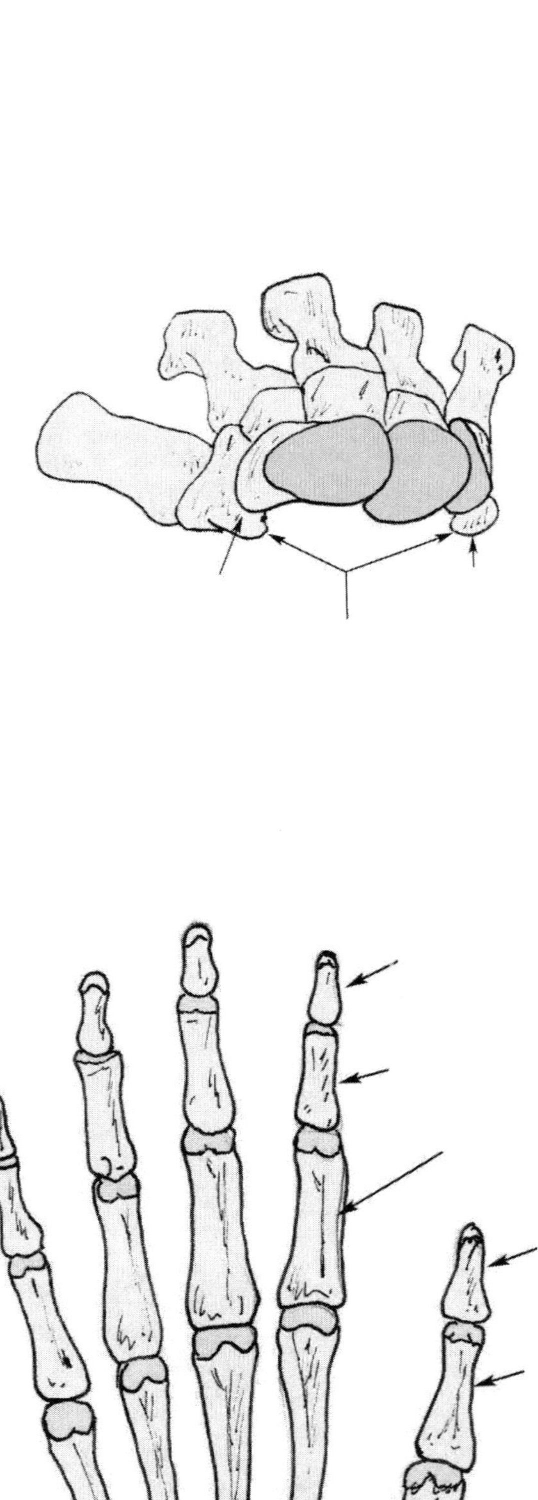

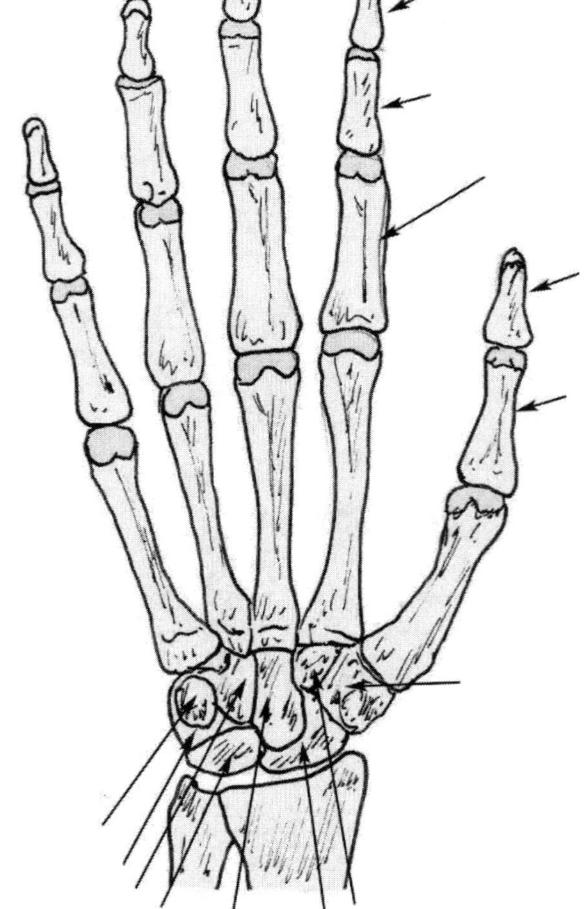

I
II
III
IV
V

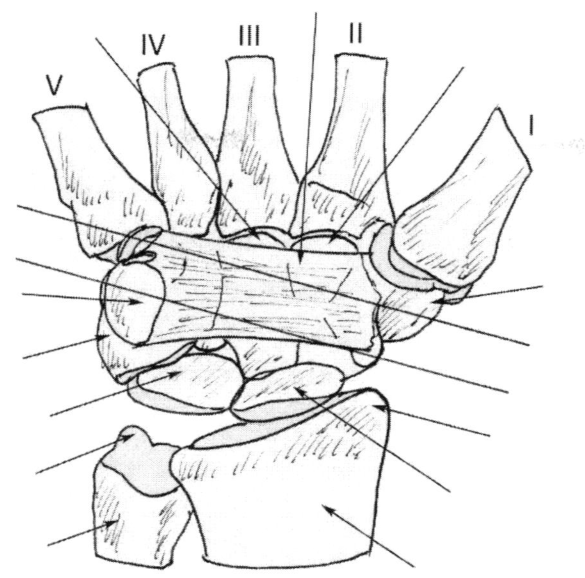

V
IV
III
II
I

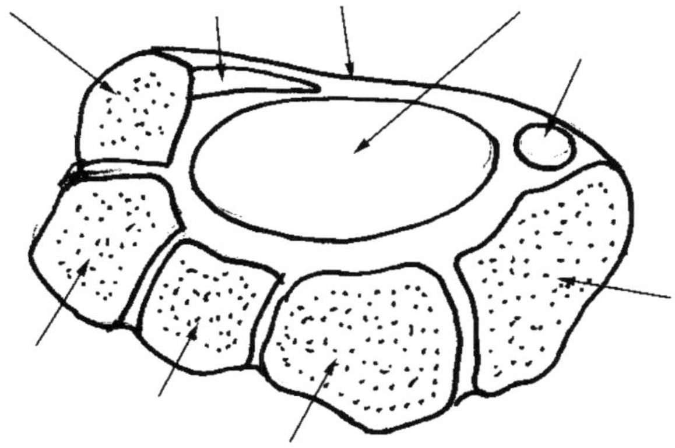

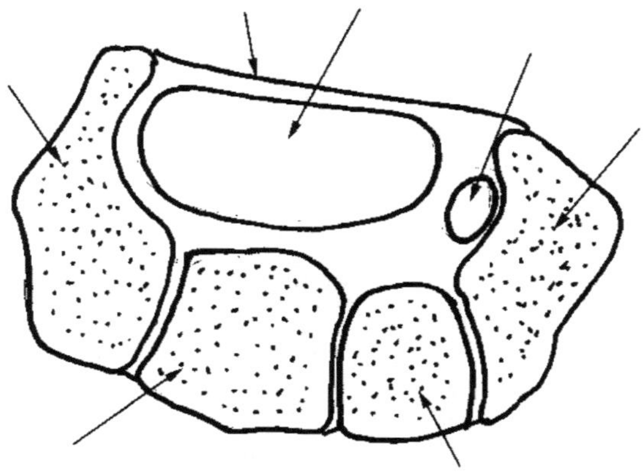

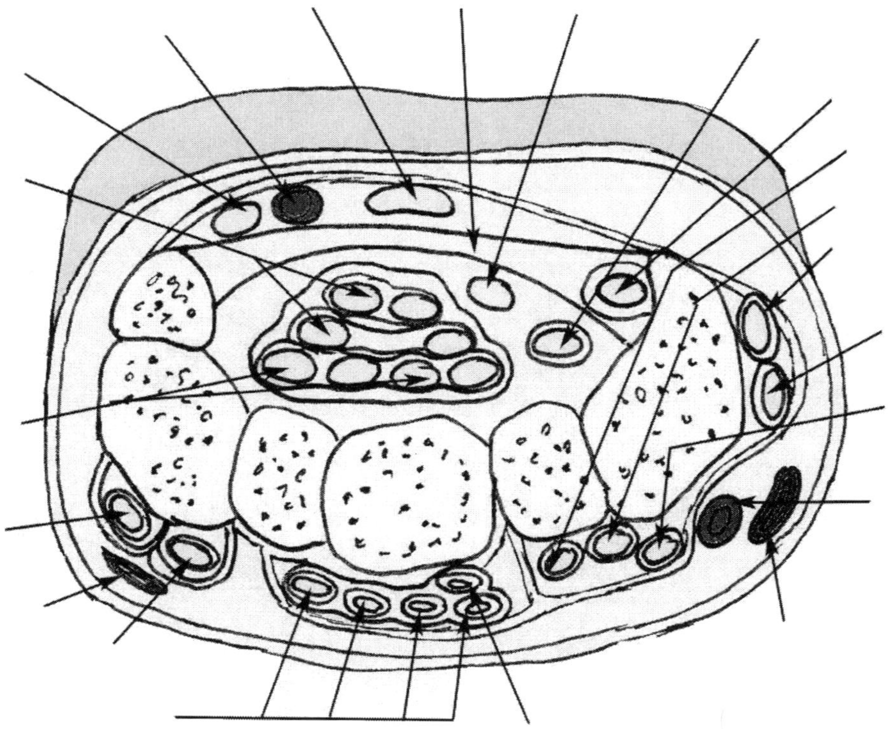

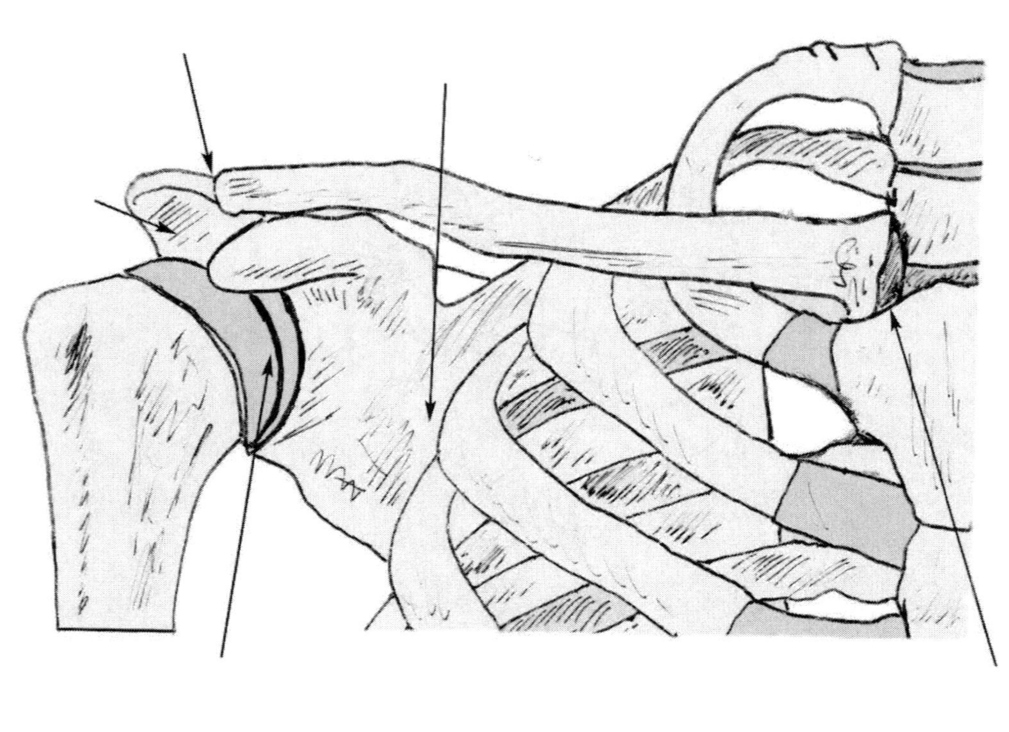

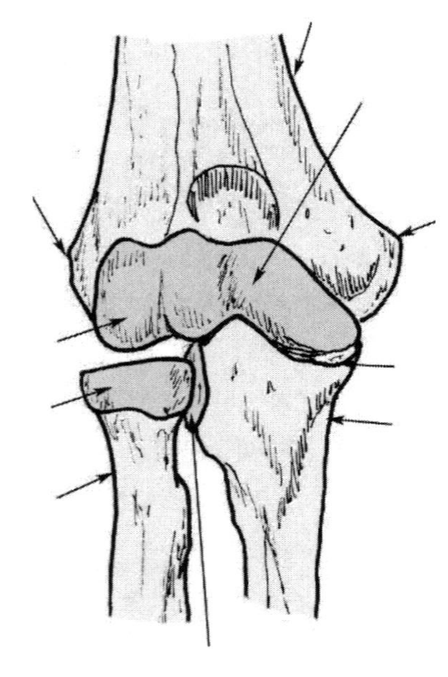

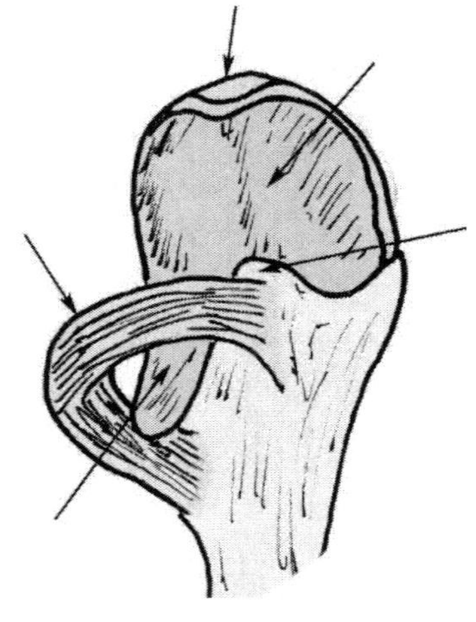

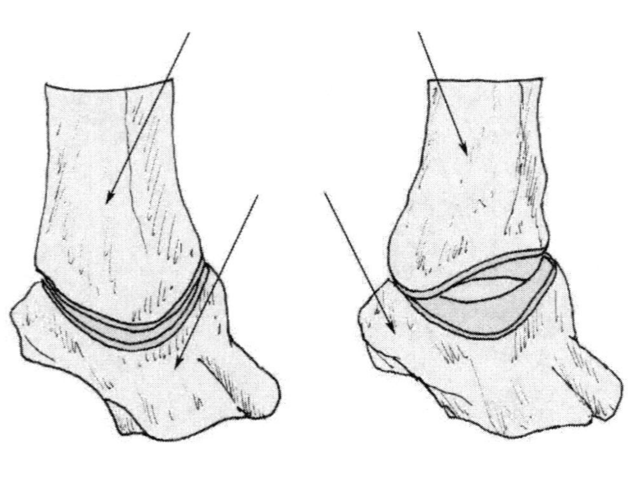

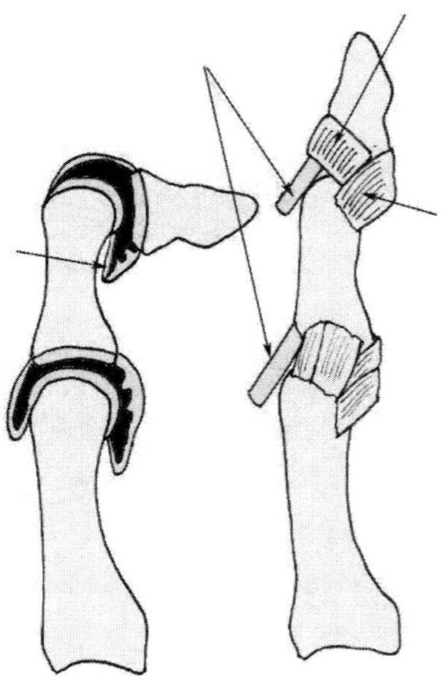

PRÁCTICA 7
ELEMENTOS ÓSEOS DE LA EXTREMIDAD SUPERIOR

HÚMERO
CABEZA
CUELLO ANATÓMICO
TUBÉRCULOS
   MAYOR - TROQUÍTER
   MENOR - TROQUÍN
CUELLO QUIRÚRGICO
SURCO INTERTUBERCULAR
   (CORREDERA BICIPITAL)
«V» DELTOIDEA
CANAL DE TORSIÓN
EPÍFISIS DISTAL
   TRÓCLEA HUMERAL
   CÓNDILO HUMERAL
   EPICÓNDILO MEDIAL. EPITRÓCLEA
   EPICÓNDILO LATERAL. EPICÓNDILO
   FOSA OLECRANIANA
   FOSA CORONOIDEA

CÚBITO
EPÍFISIS PROXIMAL
   ESCOTADURA TROCLEAR
   ESCOTADURA MEDIAL
   OLÉCRANON
   APÓFISIS CORONOIDES
EPÍFISIS DISTAL
   APÓFISIS ESTILOIDES

RADIO
CABEZA
FACETA ARTICULAR HUMERAL
FACETA RADIAL
TUBÉRCULO BICIPITAL
ESCOTADURA CUBITAL DISTAL
SUPERFICIE ARTICULAR

MANO
CARPO
  FILA PROXIMAL
    CÓNDILO CARPIANO
    CAVIDAD GLENOIDEA INTERCARPIANA
     ESCAFOIDES (NAVICULAR)
     SEMILUNAR
     PIRAMIDAL
    PISIFORME
  FILA DISTAL
    TRAPECIO
    TRAPEZOIDE
    CÓNDILO INTERCARPIANO
     GRANDE
     GANCHOSO
METACARPO
  METACARPIANO I
  METACARPIANO II
  METACARPIANO III
  METACARPIANO IV
  METACARPIANO V
DEDOS
  FALANGE PROXIMAL
  FALANGE MEDIA
  FALANGE DISTAL

TÚNEL DEL CARPO
LIGAMENTO TRANSVERSO
BASE
  MEDIAL
    PISIFORME
    GANCHO DEL GANCHOSO
  LATERAL
    TUBÉRCULO DEL TRAPECIO
    TUBÉRCULO DEL ESCAFOIDES
CONTENIDO
  4 TENDONES DEL FLEXOR PROFUNDO
  4 TENDONES DEL FLEXOR SUPERFICIAL
  TENDÓN DEL FLEXO LARGO DEDO 1
  NERVIO MEDIANO
  CANAL DE GUYON
    NERVIO CUBITAL
    ARTERIA CUBITAL

COMPLEJO ARTICULAR DEL HOMBRO
ARTICULACIÓN GLENOHUMERAL
ARTICULACIÓN SUBDELTOIDEA
ARTICULACIÓN ESCAPULOTORÁCICA
ARTICULACIÓN ACROMIOCLAVICULAR
ARTICULACIÓN ESTERNOCLAVICULAR

65

ARTICULACIÓN DEL CODO

   ARTICULACIÓN HUMEROANTEBRAQUIAL

    ARTICULACIÓN HUMEROCUBITAL

     TRÓCLEA HUMERAL

     FACETA TROCLEAR DEL CÚBITO

    ARTICULACIÓN HUMERORRADIAL

     CÓNDILO HUMERAL

     CABEZA DEL RADIO

   ARTICUL. RADIOCUBITAL PROXIMAL

    CABEZA DEL RADIO

    FACETA ARTICULAR DEL CÚBITO

    LIGAMENTO ANULAR DEL RADIO

ARTICULACIÓN DE LA MUÑECA

   ARTICULACIÓN RADIOCUBITAL DISTAL

   ARTICULACIÓN RADIOCARPIANA

    CAVIDAD GLENOIDEA ANTEBRAQUIAL

     EXTREMO DISTAL RADIO

     LIGAMENTO TRIANGULAR

    CÓNDILO CARPIANO

     ESCAFOIDES

     PIRAMIDAL

     SEMILUNAR

ARTICULACIONES DE LA MANO

   ARTICULACIÓN MEDIOCARPIANA

    MEDIAL

     ESCAFOIDES

     TRAPECIO

     TRAPEZOIDE

    LATERAL

     CAVIDAD GLENOIDEA

      ESCAFOIDES

      SEMILUNAR

      PIRAMIDAL

     CÓNDILO

      GRANDE

      GANCHOSO

   ARTICUL. CARPOMETACARPIANAS

    PRIMER DEDO

     TRAPECIO

     PRIMER META

   ARTICUL. METACARPOFALÁNGICAS

    LIGAMENTO PALMAR

    TENDÓN EXTENSOR

    SINOVIAL

   ARTICULACIONES INTERFALÁNGICAS

    FIBROCARTÍLAGO GLENOIDEO

    LIGAMENTOS LATERALES

    LIGAMENTOS FALANGOGLENOIDEOS

    TENDONES EXTENSORES

PRÁCTICA 8
DISECCIÓN DEL PANORAMA ANTERIOR DE LA EXTREMIDAD SUPERIOR. RIEGO ARTERIAL

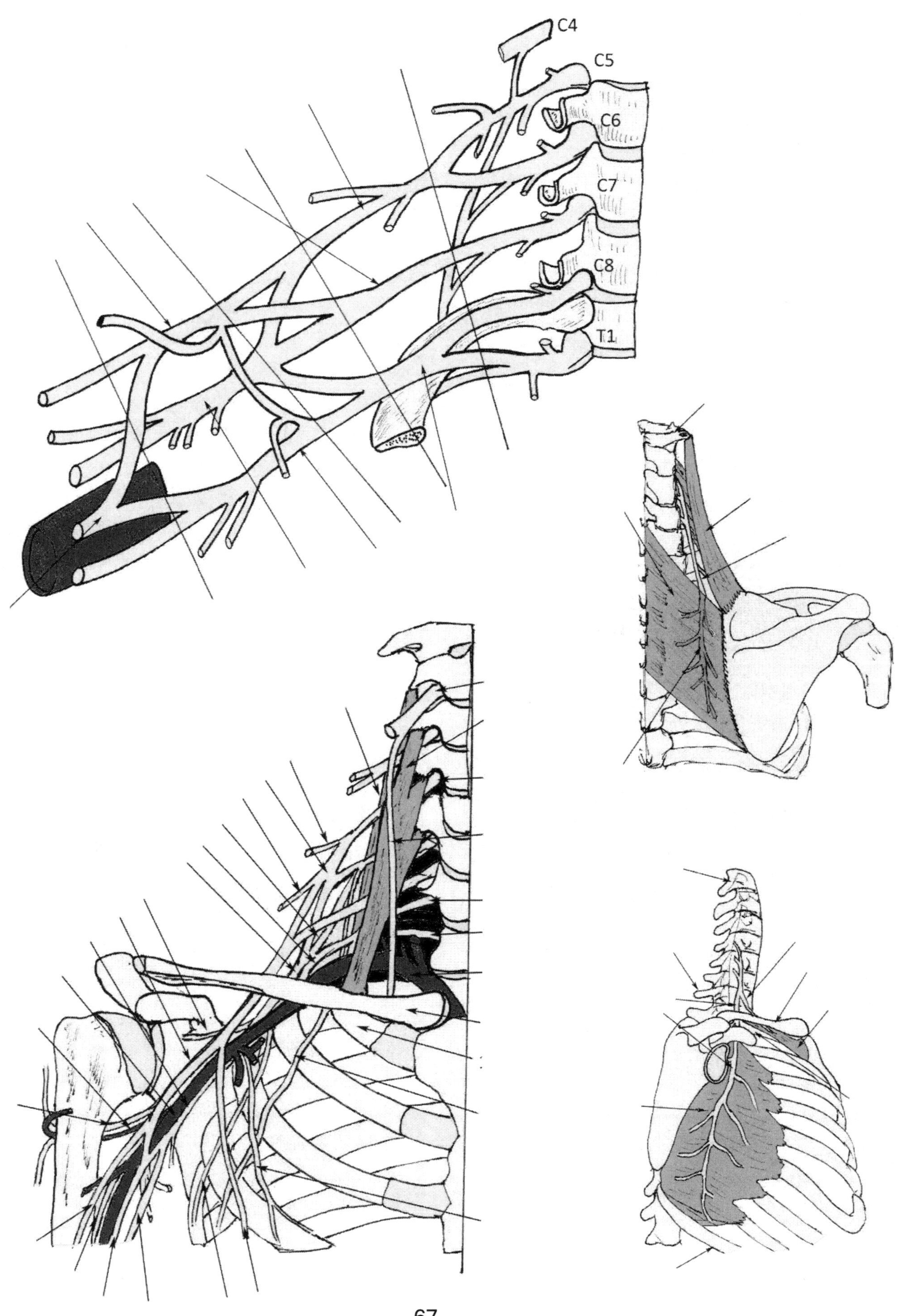

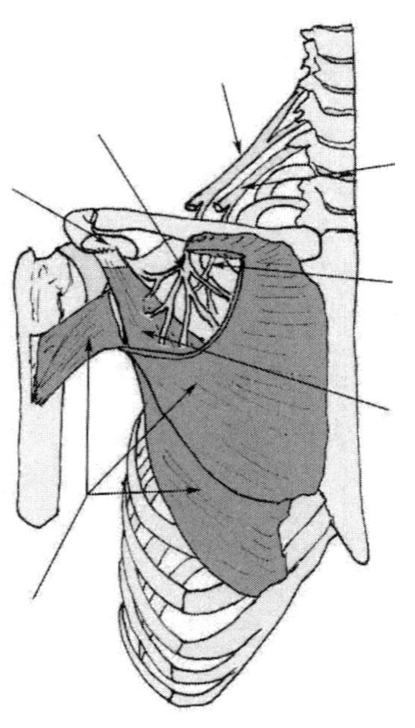

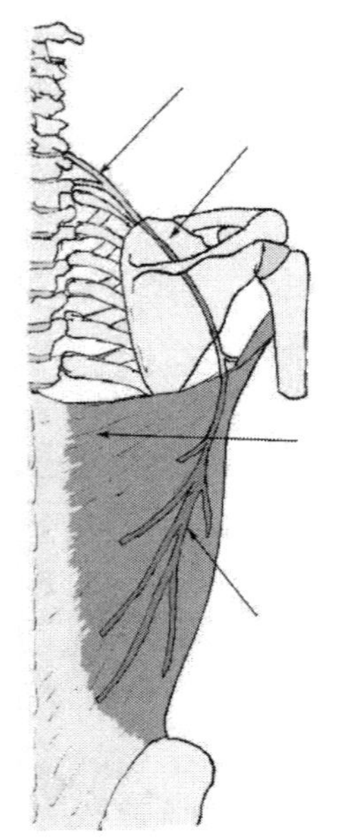

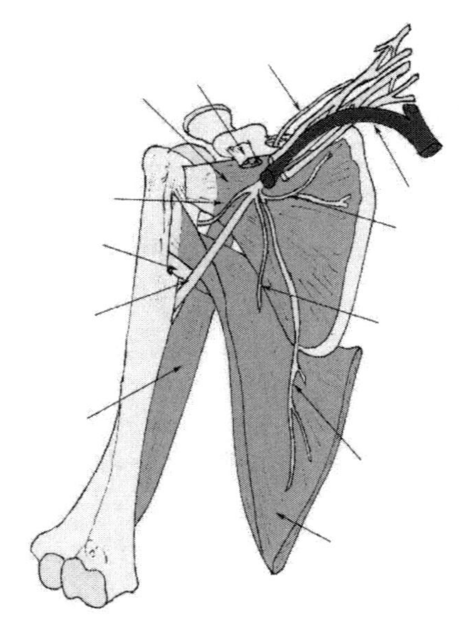

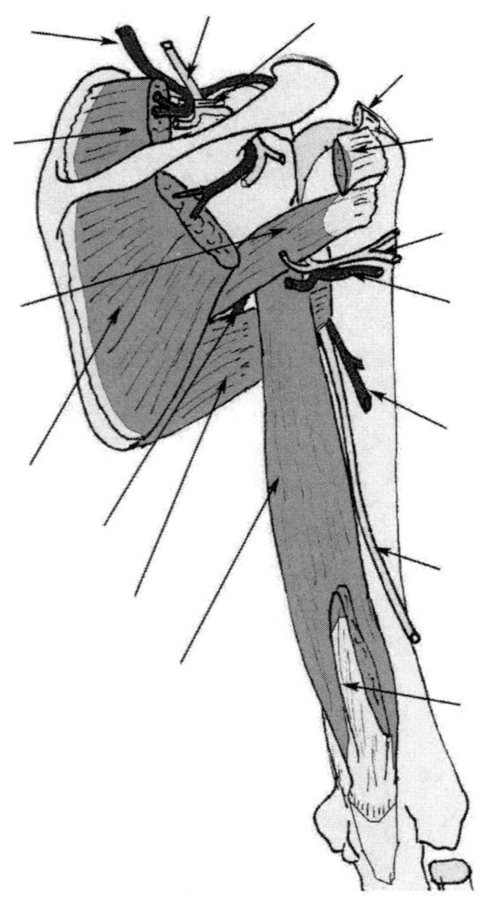

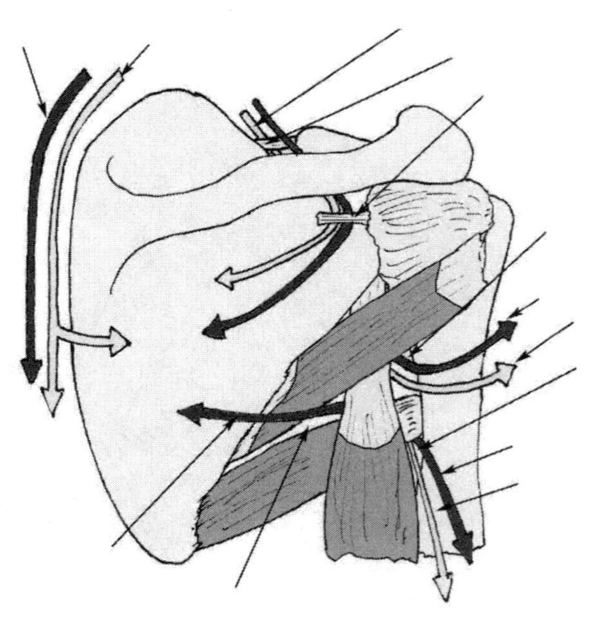

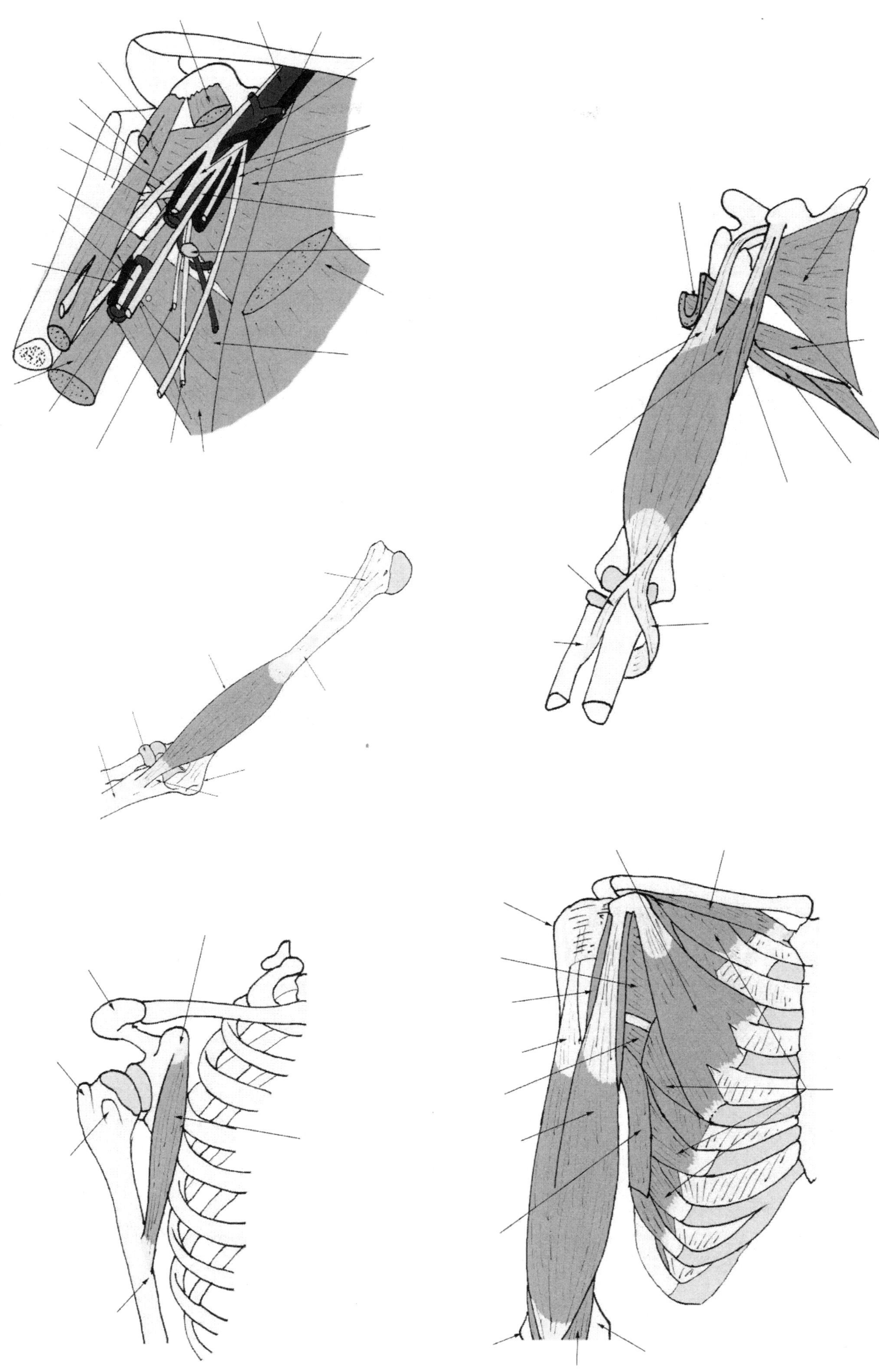

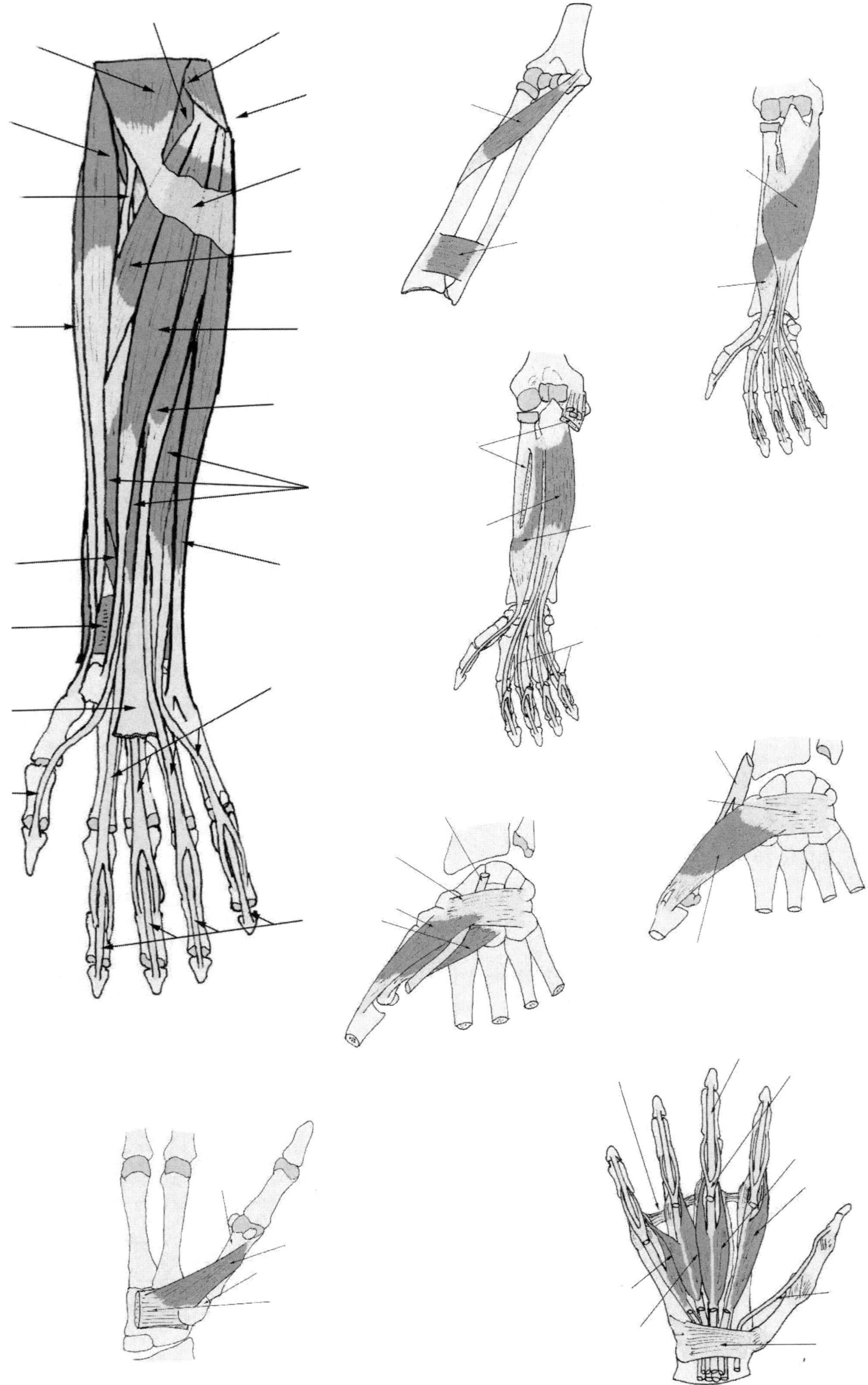

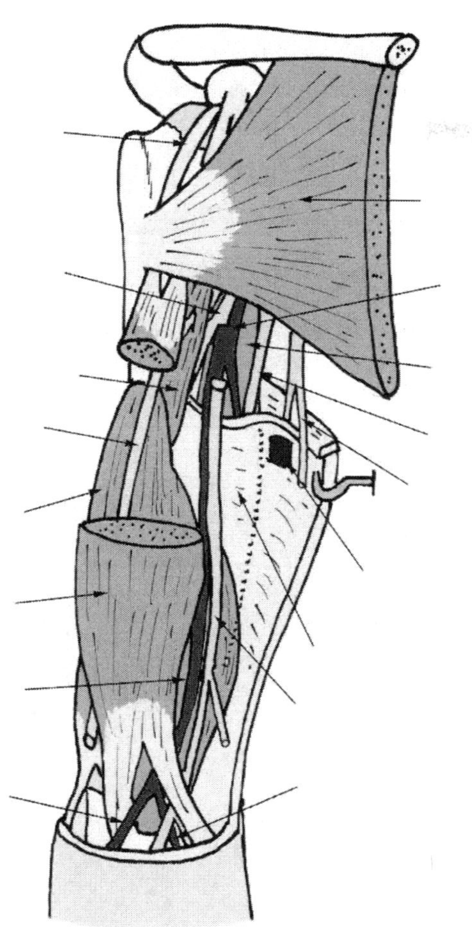

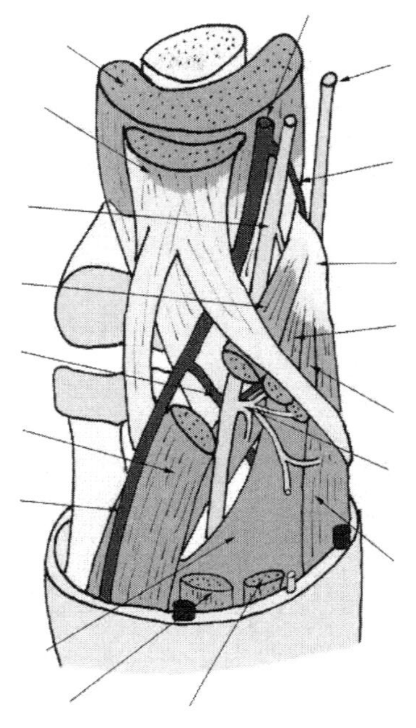

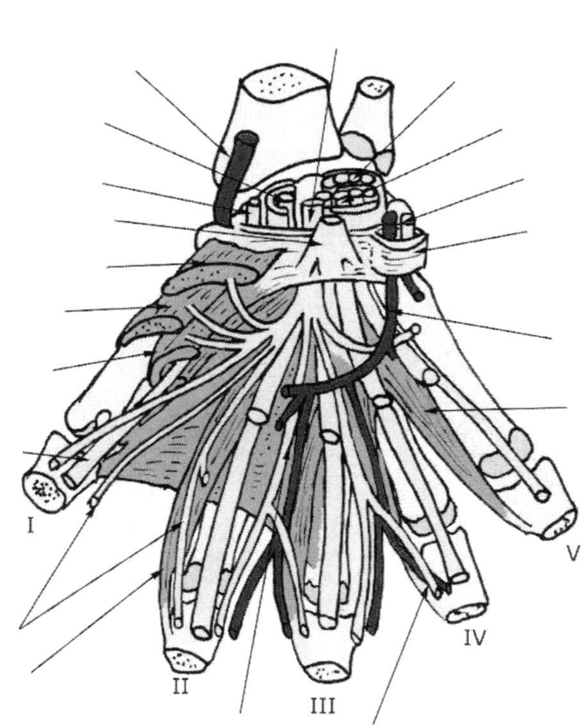
I
II
III
IV
V

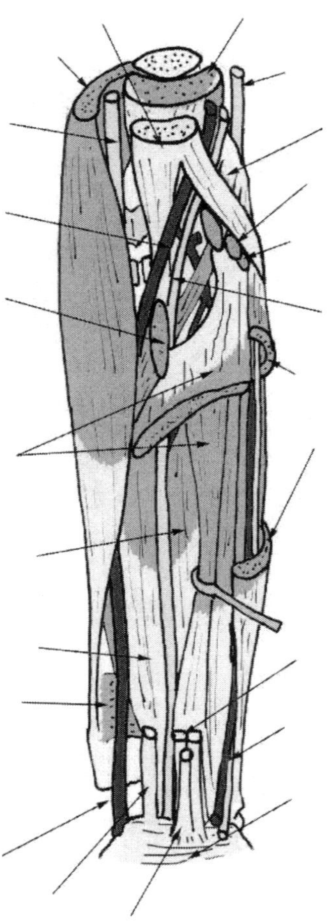

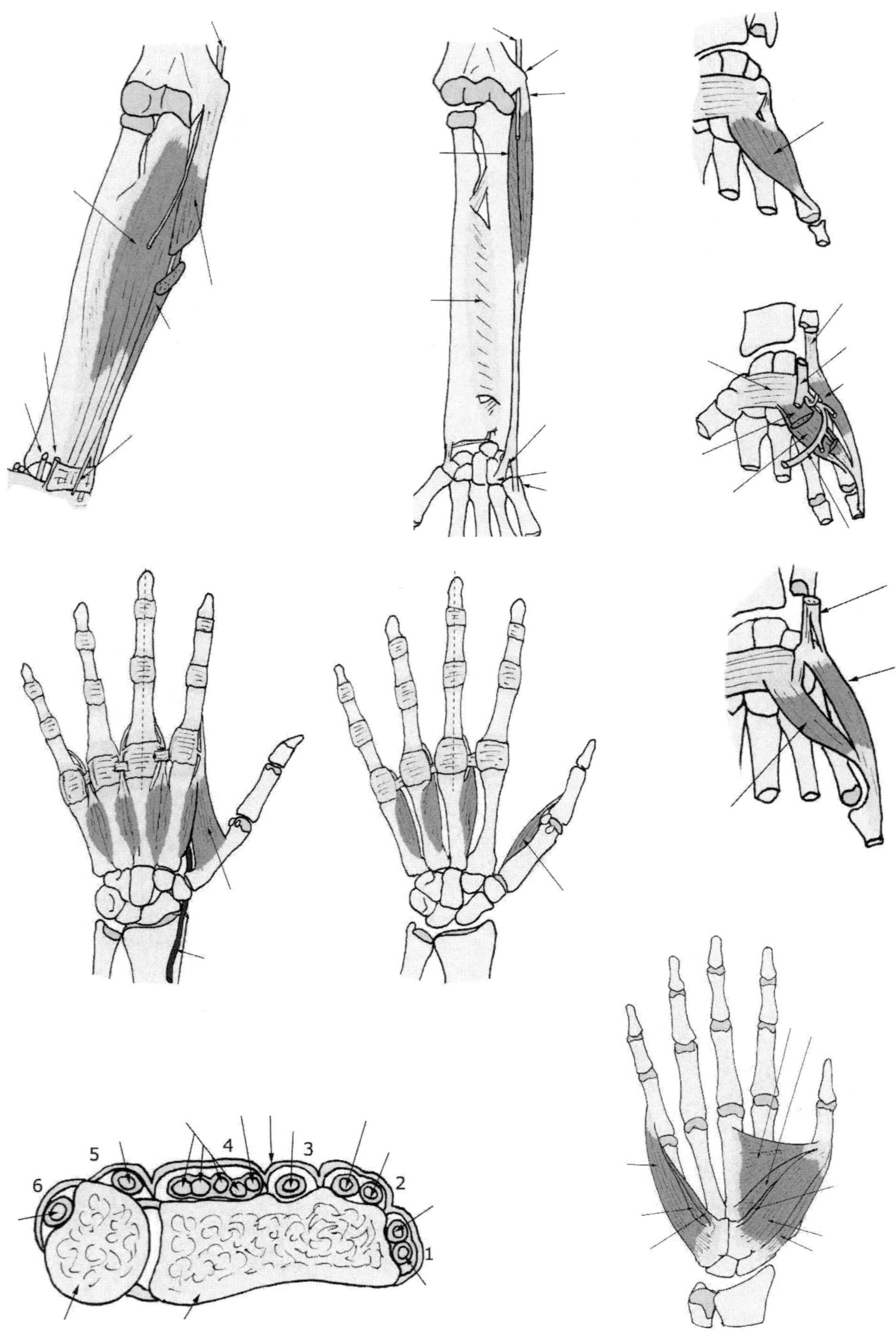

5
6
4
3
2
1

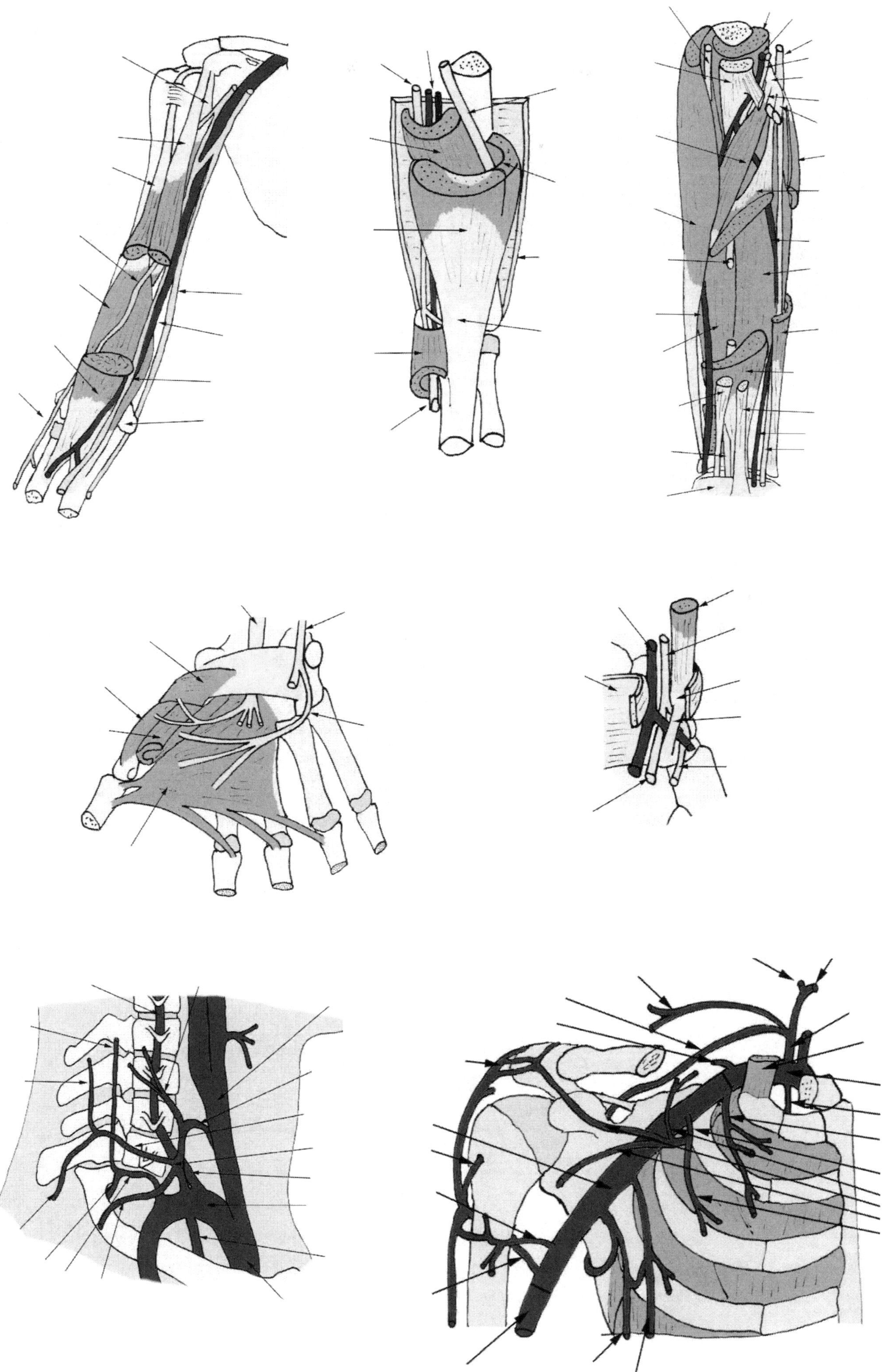

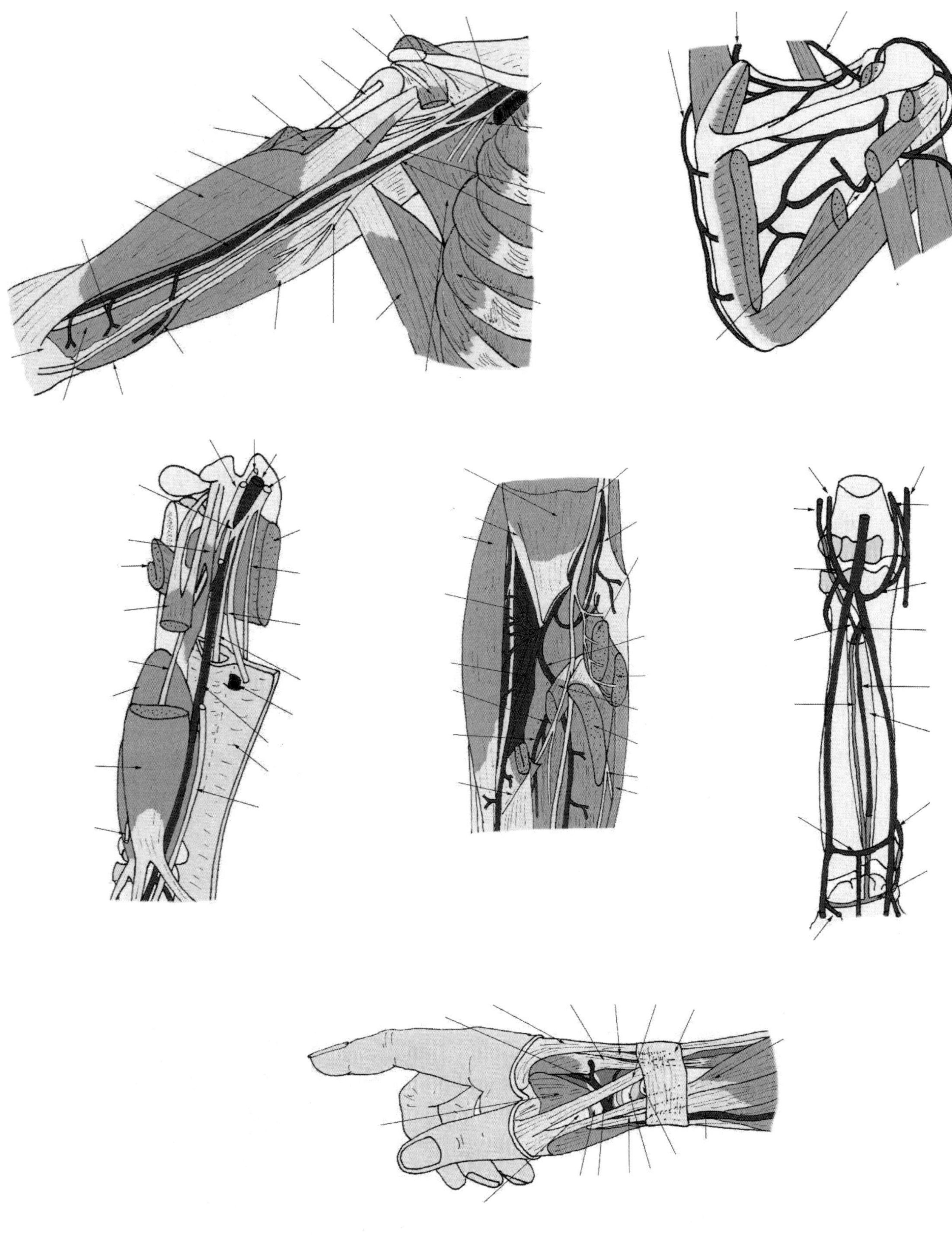

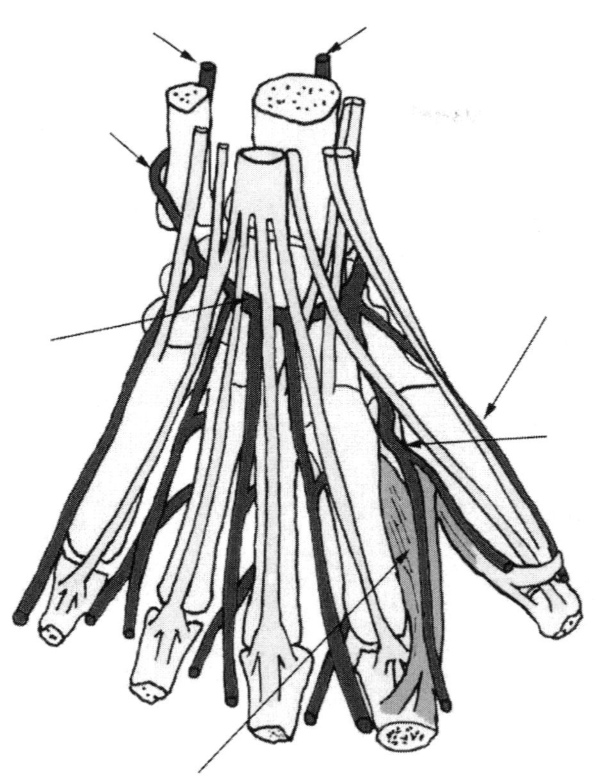

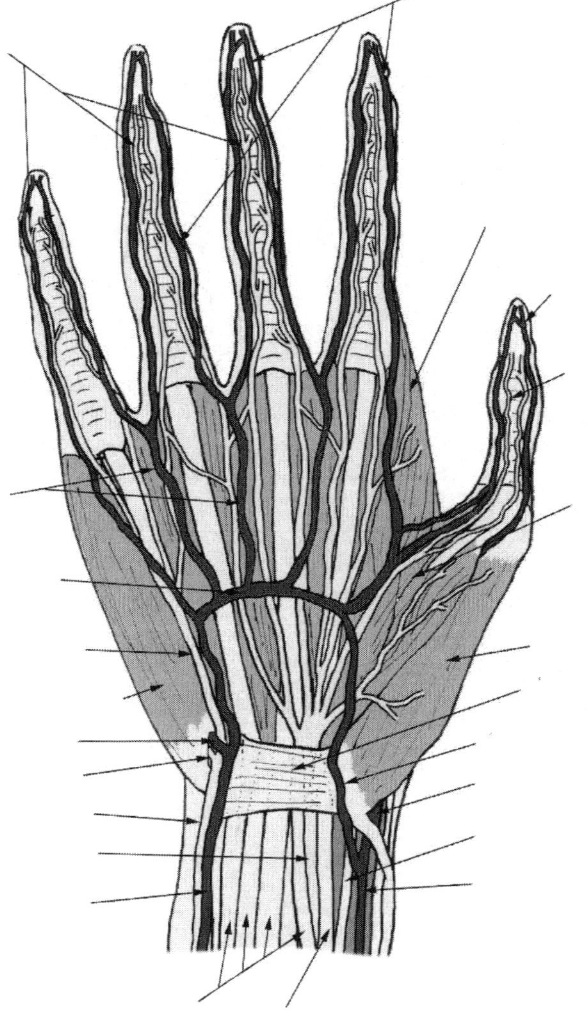

PRÁCTICA 8
DISECCIÓN DEL PANORAMA ANTERIOR DE LA EXTREMIDAD SUPERIOR
RIEGO ARTERIAL

PLEXO BRAQUIAL
- *RAÍCES*
    - *C5, C6, C7, C8, T1*
- *TRONCOS PRIMARIOS*
    - *SUPERIOR. C5, C6*
    - *MEDIO C7*
    - *INFERIOR C8, T1*
- *FASCÍCULOS*
    - *LATERAL*
        - *DIV. ANT. TRONCOS SUP. Y MEDIO*
    - *POSTERIOR*
        - *DIV. POS. 3 TRONCOS*
    - *MEDIAL*
        - *DIV. ANT. TRONCO INFERIOR*

RAMAS DEL PLEXO BRAQUIAL
- *COLATERALES*
    - *NERVIO DORSAL DE LA ESCÁPULA*
    - *NERVIO TORÁCICO LARGO*
    - *NERVIO SUPRAESCAPULAR*
    - *NERVIO SUBCLAVIO*
    - *NERVIO PECTORAL LATERAL*
    - *NERVIO PECTORAL MEDIAL*
    - *NERVIO SUBESCAPULAR*
    - *NERVIO TORACODORSAL*
- *TERMINALES*
    - *NERVIO MUSCULOCUTÁNEO*
    - *NERVIO MEDIANO*
    - *NERVIO RQDIAL*
    - *NERVIO CUBITAL*
    - *NERVIO AXILAR O CIRCUNFLEJO*

S.N.M. DEL PLEXO BRAQUIAL. COLATERALES
- *NERVIO DORSAL DE LA ESCÁPULA*
    - *MÚSCULO ROMBOIDES*
    - *MÚSCULO ANGULAR DE LA ESCÁPULA*
- *NERVIO SUBCLAVIO*
    - *MÚSCULO SUBCLAVIO*
- *NERVIO SUPRAESCAPULAR*
    - *MÚSCULO SUPRAESPINOSO*
    - *MÚSCULO INFRAESPINOSO*
- *NERVIO PECTORAL LATERAL*
    - *MÚSCULO PECTORAL MAYOR*
- *NERVIO PECTORAL MEDIAL*
    - *MÚSCULO PECTORAL MAYOR*
    - *MÚSCULO PECTORAL MENOR*
- *NERVIO SUBESCAPULAR SUPERIOR*
    - *MÚSCULO SUBESCAPULAR*
- *NERVIO TORACODORSAL*
    - *MÚSCULO DORSAL ANCHO*
- *NERVIO SUBESCAPULAR INFERIOR*
    - *MÚSCULO SUBESCAPULAR*
    - *MÚSCULO REDONDO MAYOR*

ESPACIOS AXILARES
- *ESPACIO AXILAR MEDIAL*
    - *MÚSCULO REDONDO MAYOR*
    - *MÚSCULO REDONDO MENOR*
    - *MÚSCULO TRÍCEPS. CABEZA LARGA*
        - *ARTERIA CIRCUNFLEJA DE LA ESCÁPULA*
- *ESPACIO AXILAR LATERAL*
    - *HÚMERO*
    - *MÚSCULO TRÍCEPS. CABEZA LARGA*
    - *MÚSCULO REDONDO MAYOR*
    - *MÚSCULO REDONDO MENOR*
        - *ARTERIA CIRCUNFLEJA HUMERAL POST.*
        - *NERVIO AXILAR*
- *HENDIDURA TRICIPITAL*
    - *HÚMERO*
    - *MÚSCULO TRÍCEPS. CABEZA LARGA*
    - *MÚSCULO REDONDO MAYOR*
        - *ARTERIA BRAQUIAL PROFUNDA*
        - *NERVIO RADIAL*

S.N.M. DEL NERVIO MUSCULOCUTÁNEO
- *MÚSCULO CORACOBRAQUIAL*
- *MÚSCULO BRAQUIAL*
- *MÚSCULO BÍCEPS BRAQUIAL*
    - *CABEZA LARGA*
    - *CABEZA CORTA*
- *NERVIO MUSCULOCUTÁNEO*
    - *RAMOS MOTORES MUSCULARES*
    - *NERVIO CUTÁNEO LATERAL ANTEBRAZO*

S.N.M. DEL NERVIO MEDIANO

MÚSCULOS PRONADORES

PRONADOR REDONDO

PRONADOR CUADRADO

MÚSCULOS DEL PRIMER DEDO

FLEXOR CORTO DEL PULGAR

FLEXOR LARGO DEL PULGAR

OPONENTE DEL PULGAR

ABDUCTOR CORTO DEL PULGAR

MÚSCULOS DE LOS DEDOS

FLEXOR PROFUNDO DE LOS DEDOS 2 Y 3

FLEXOR SUPERFICIAL DE LOS DEDOS

LUMBRICALES 1 Y 2

MÚSCULOS DE LA MUÑECA

FLEXOR RADIAL DEL CARPO

PALMAR LARGO

EMINENCIA TENAR

MÚSCULO ADUCTOR CORTO DEL PULGAR

MÚSCULO ABDUCTOR DEL PULGAR

MÚSCULO FLEXOR CORTO DEL PULGAR

MÚSCULO OPONENTE DEL PULGAR

NERVIO MEDIANO

RAMOS MOTORES

RAMOS DIGITALES PALMARES

RAMOS SENSITIVOS

S.N.M. DEL NERVIO CUBITAL

MÚSCULOS DE LOS DEDOS

INTERÓSEOS DORSALES

INTERÓSEOS PALMARES

FLEXOR PROFUNDO DE LOS DEDOS 4 Y 5

MÚSCULOS DEL 5.º DEDO

SEPARADOR DEL 5.º DEDO

OPONENTE DEL 5.º DEDO

FLEXOR CORTO DEL 5.º DEDO

MÚSCULOS DEL PRIMER DEDO

ADUCTOR DEL PULGAR

FLEXOR CORTO DEL PULGAR

FASCÍCULO PROFUNDO

MÚSCULOS DE LA MUÑECA

FLAXOR CUBITAL DEL CARPO

NERVIO CUBITAL

RAMOS MOTORES MUSCULARES

RAMOS SENSITIVOS

RIEGO ARTERIAL

ARTERIA SUBCLAVIA

VERTEBRAL

TORÁCICA INTERNA (MAMARIA INTERNA)

TRONCO COSTOCERVICAL

INTERCOSTAL SUPREMA

CERVICAL PROFUNDA

TRONCO TIROCERVICAL

TIROIDEA INFERIOR

CERVICAL ASCENDENTE

TRANSVERSA DEL CUELLO

CERVICAL SUPERFICIAL

DORSAL DE LA ESCÁPULA

SUPRAESCAPULAR

TERMINAL: AXILAR

ARTERIA AXILAR

TORÁCICA SUPERIOR

TORACOACROMIAL

TORÁCICA O MAMARIA EXTERNA

SUBESCAPULAR

CIRCUNFLEJA DE LA ESCÁPULA

TORACODORSAL

CIRCUNFLEJA HUMERAL ANTERIOR

CIRCUNFLEJA HUMERAL POSTERIOR

TERMINAL: ARTERIA BRAQUIAL

ARTERIA BRAQUIAL

BRAQUIAL PROFUNDA

COLATERAL RADIAL (ANTERIOR)

COLATERAL MEDIA (POSTERIOR)

COLATERAL CUBITAL (INFERIOR)

TERMINALES

CUBITAL

RADIAL

ARTERIA CUBITAL

RECURRENTE CUBITAL

ANTERIOR

POSTERIOR

INTERÓSEA COMÚN

ANTERIOR

POSTERIOR

RECURRENTE RADIAL POSTERIOR

DORSAL DEL CARPO. CUBITODORSAL

PALMAR DEL CARPO. TRANSVERSA ANT.

RAMA PALMAR PROFUNDA. CUBITOPALMAR

TERMINAL: PALMAR SUPERFICIAL

ARTERIA RADIAL

RECURRENTE RADIAL ANTERIOR

PALMAR DEL CARPO. TRANSVERSA ANT.

PALMAR SUPERFICIAL. RADIOPALMAR

DORSAL DEL PULGAR

DORSAL DEL CARPO

METACARPIANA DORSAL PRIMER ESPACIO

DIGITAL DORSAL MEDIAL PRIMER DEDO

DORSAL LATERAL 2.º DEDO

ARCO DORSAL DE LA MANO
METACARPIANAS DORSALES
PERFORANTES
DIGITALES

ARCOS PALMARES DE LA MANO
ARCO PALMAR SUPERFICIAL
METACARPIANAS
DIGITALES LATERAL Y MEDIAL
ARCO PALMAR PROFUNDO
ASCENDENTES
PERFORANTES
METACARPIANAS PALMARES
DIGITALES

PRÁCTICA 9
DISECCIÓN DEL PANORAMA POSTERIOR DE LA EXTREMIDAD SUPERIOR. AXILA. RETORNO VENOSO. SENSIBILIDAD

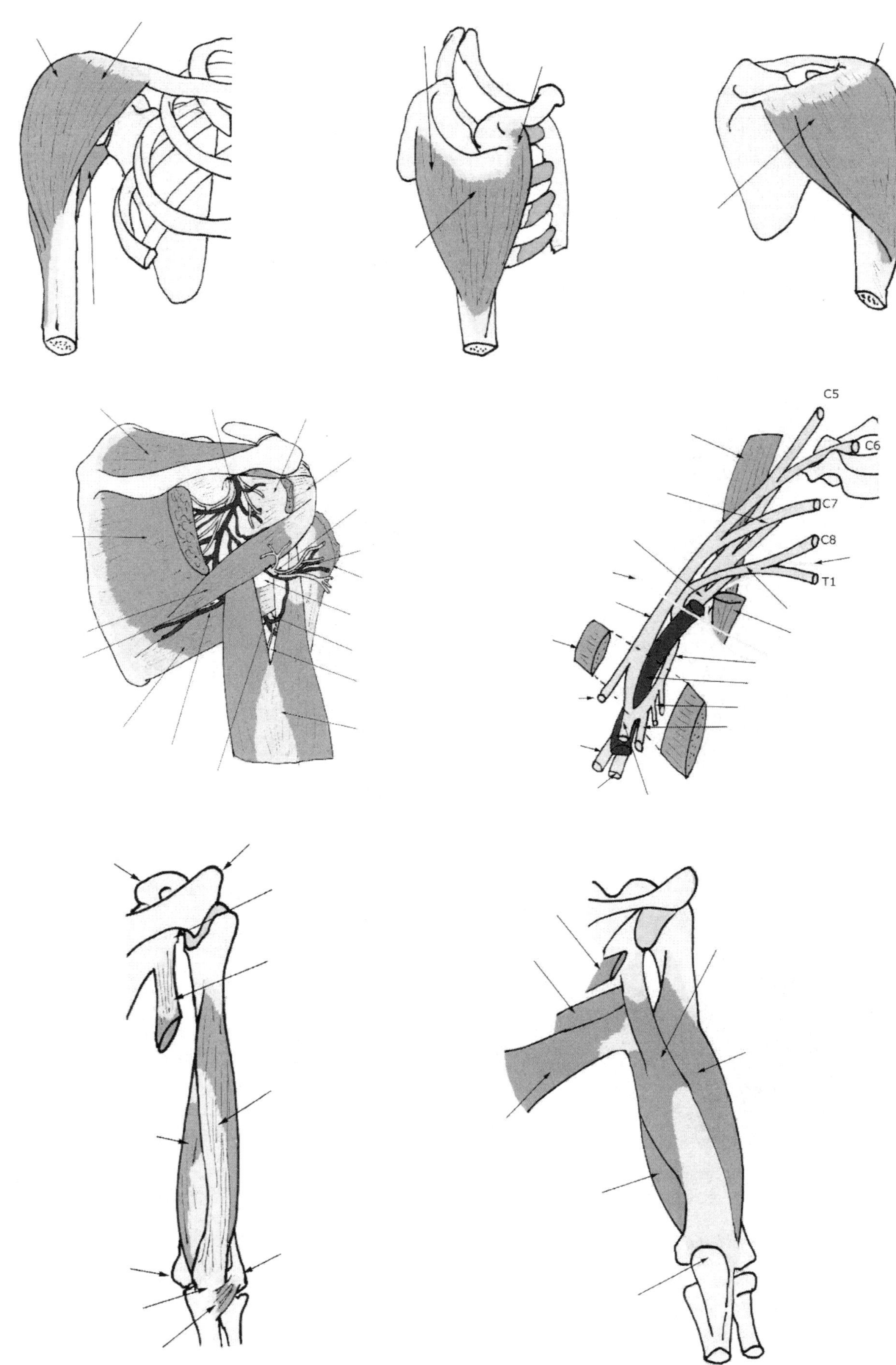

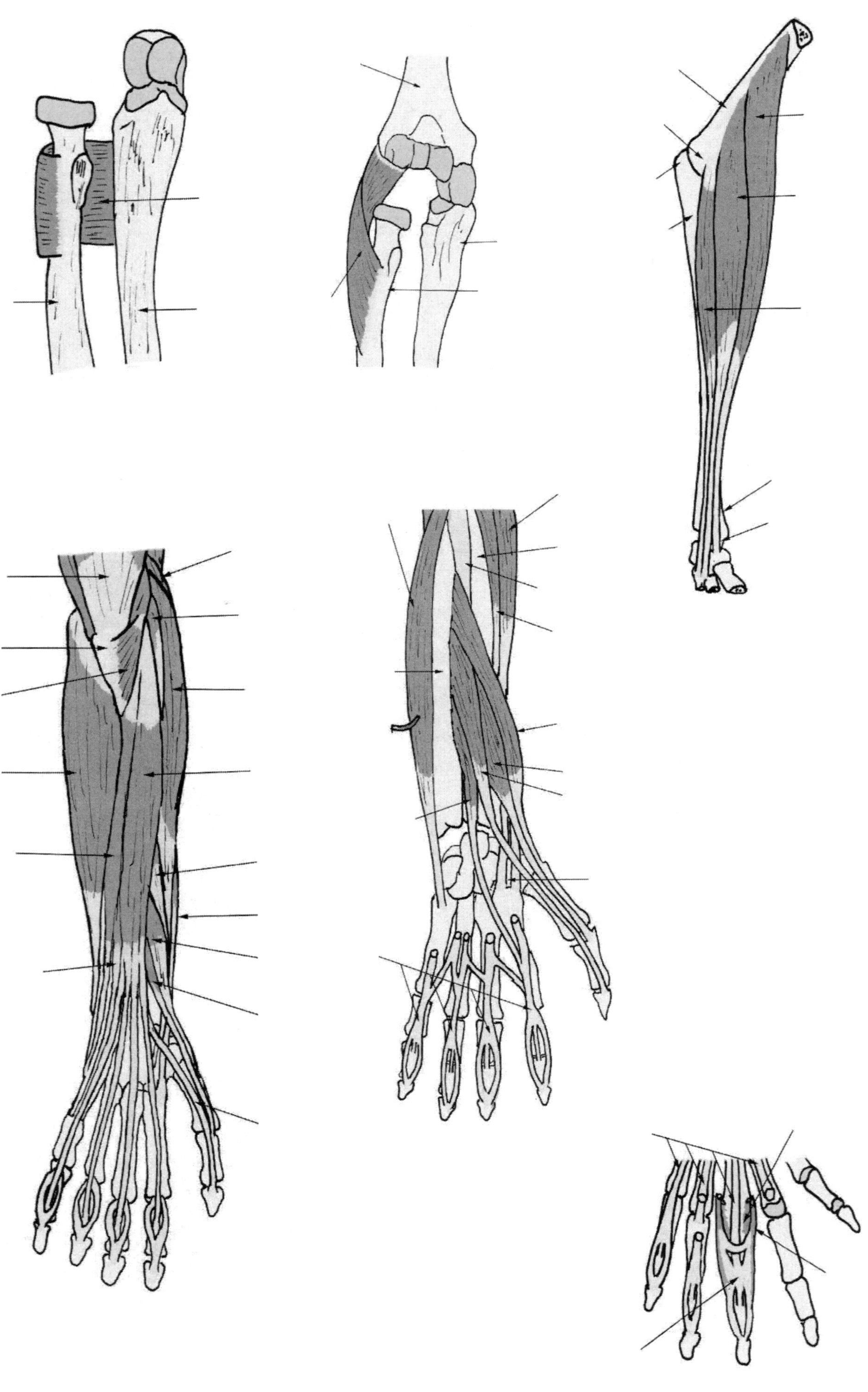

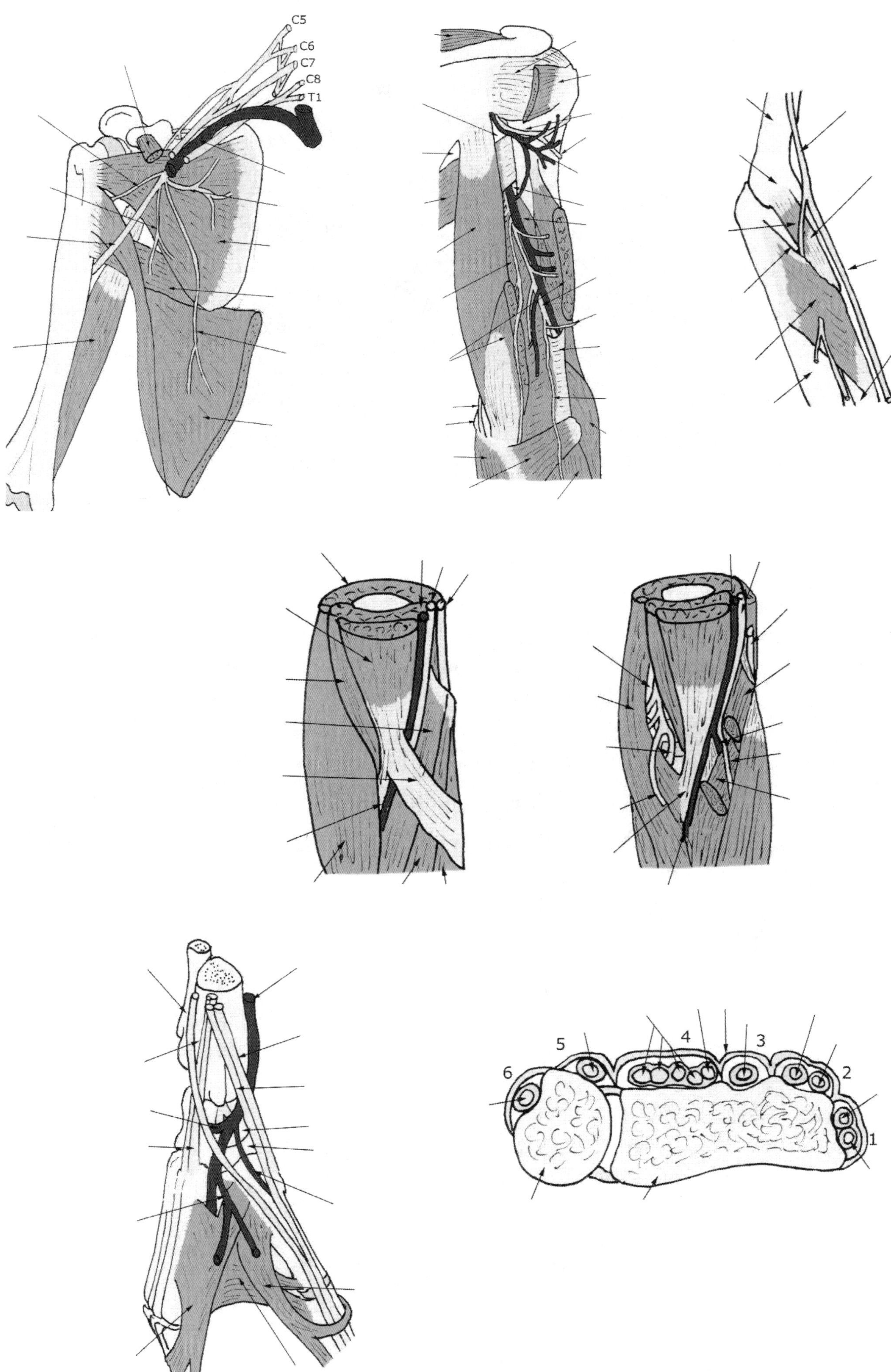

C5
C6
C7
C8
T1
5
6
4
3
2
1

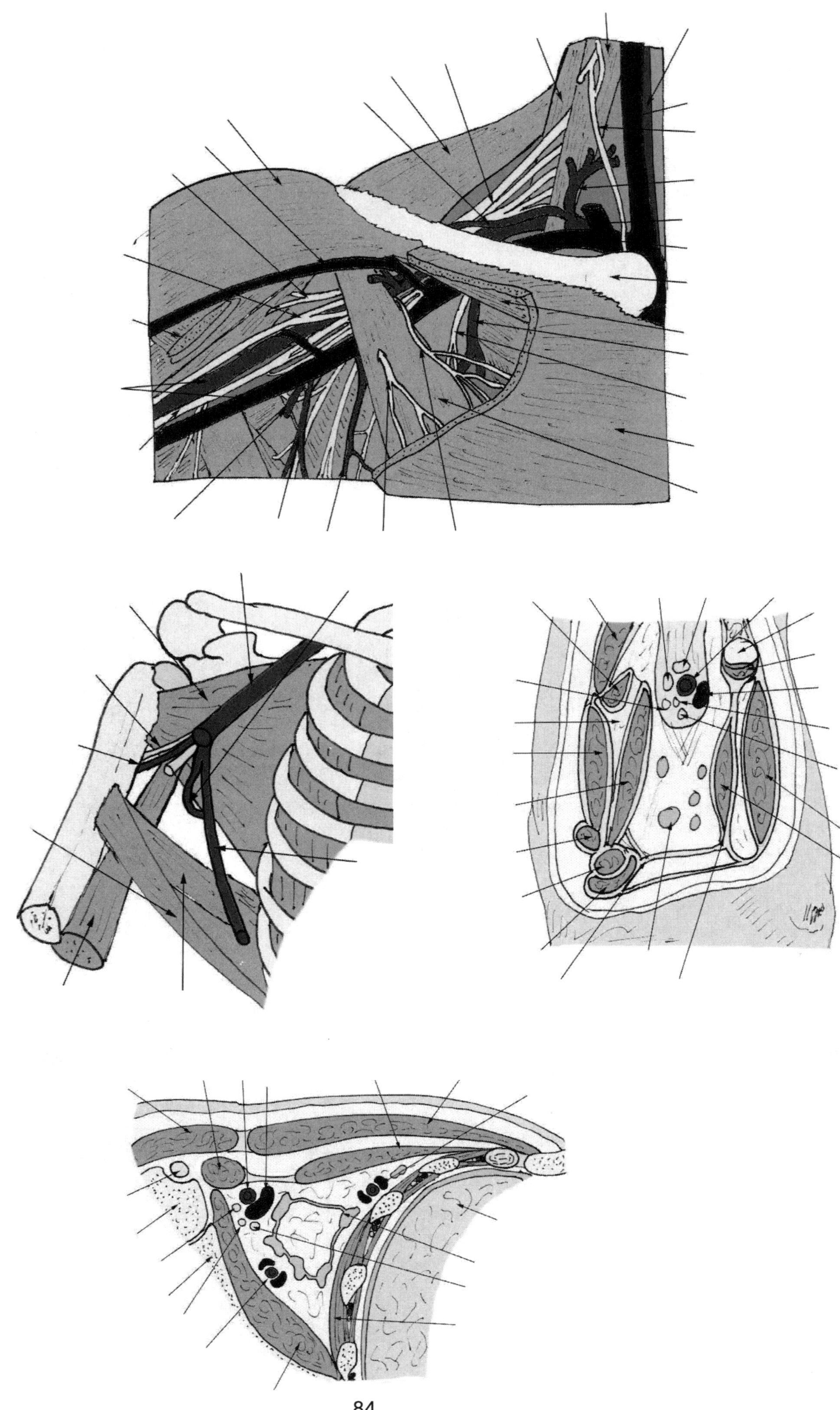

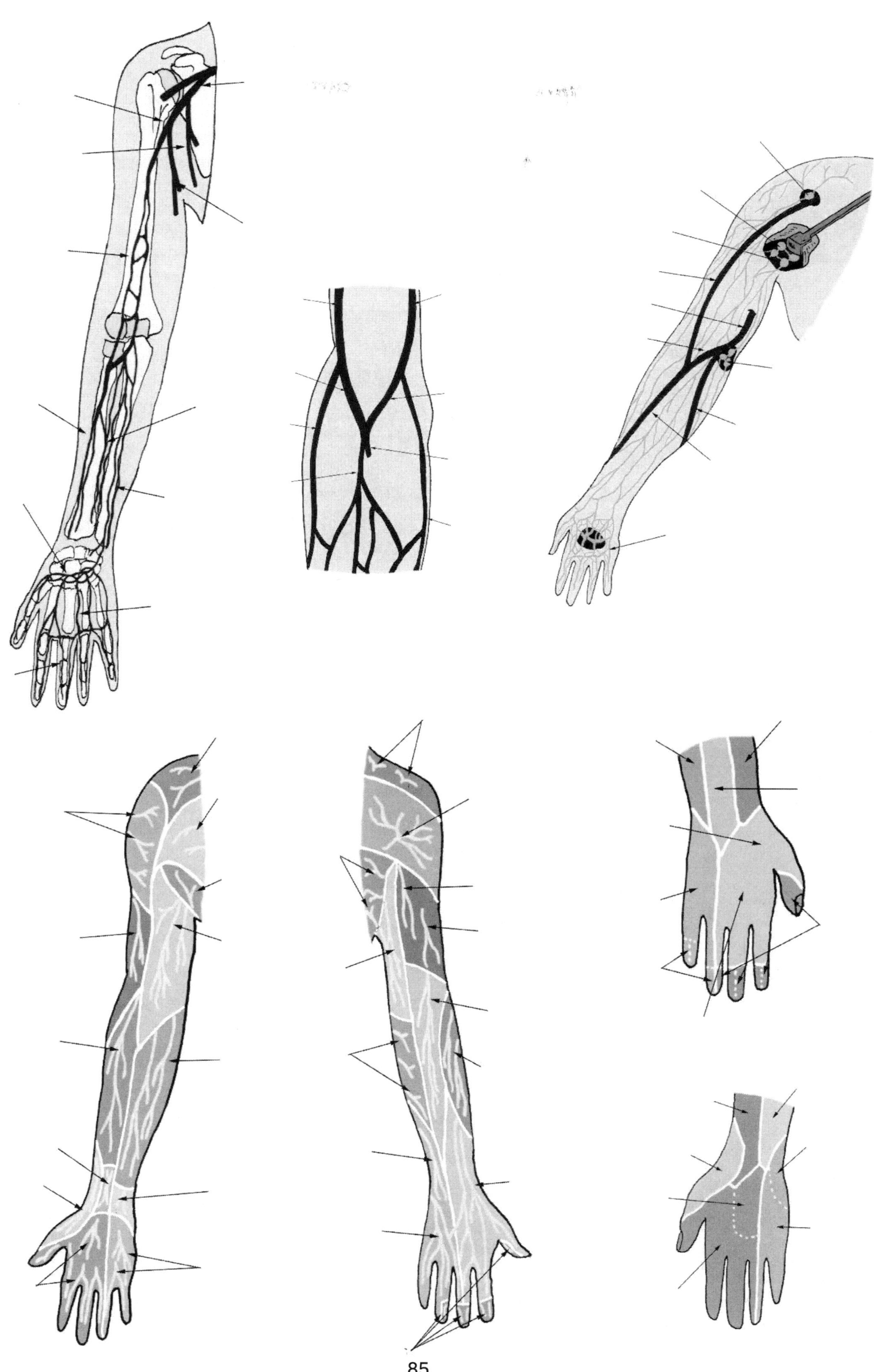

PRÁCTICA 9
DISECCIÓN DEL PANORAMA POSTERIOR DE LA EXTREMIDAD SUPERIOR. AXILA.
RETORNO VENOSO. SENSIBILIDAD

S.N.M. DEL NERVIO AXILAR – CIRCUNFLEJO
  MÚSCULO DELTOIDES
  MÚSCULO REDONDO MENOR
  NERVIO AXILAR
    NERVIOS MUSCULARES
    NERVIO CUTÁNEO BRAQUIAL SUPERIOR
S.N.M. DEL NERVIO RADIAL
  REGIÓN POSTERIOR DEL BRAZO
    TRÍCEPS BRAQUIAL
      VASTO MEDIAL
      PORCIÓN LARGA
      VASTO LATERAL
  REGIÓN LATERAL DEL BRAZO
    PRONADOR CORTO
      PORCIÓN SUPERFICIAL
      PORCIÓN PROFUNDA
    EXTENSOR RADIAL LARGO DEL CARPO
    EXTENSOR RADIAL CORTO DEL CARPO
    BRAQUIORRADIAL
  REGIÓN POSTERIOR DEL ANTEBRAZO
    PLANO SUPERFICIAL
      EXTENSOR COMÚN DE LOS DEDOSS
      EXTENSOR PROPIO DEL 5.º DEDO
      ANCÓNEO
      EXTENSOR CUBITAL DEL CARPO
    PLANO PROFUNDO
      ABDUCTOR LARGO DEL PULGAR
      EXTENSOR LARGO DEL PULGAR
      EXTENSOR CORTO DEL PULGAR
      EXTENSOR PROPIO DEL 2º DEDO
  NERVIO RADIAL
    NERVIOS MUSCULARES
    NERVIO CUTÁNEO BRAQUIAL INFERIOR
    NERVIOS SUPERFICIALES SENSITIVOS MANO
FOSA CUBITAL
  LÍMITES
    BRAQUIORRADIAL
    PRONADOR REDONDO
  FONDO
    BRAQUIAL
  CONTENIDO
    TENDÓN BÍCEPS
    ARTERIA BRAQUIAL
    NERVIO MEDIANO
  SURCO BICIPITAL MEDIAL
    NERVIO MEDIANO
    ARTERIA BRAQUIAL
  SURCO BICIPITAL LATERAL
    NERVIO RADIAL
      RAMA SUPERFICIAL
      RAMA PROFUNDA

TABAQUERA ANATÓMICA
  LÍMITES
    LATERAL
      ABDUCTOR LARGO DEL PULGAR
      EXTENSOR CORTO DEL PULGAR
    MEDIAL
      EXTENSOR LARGO DEL PULGAR
  CONTENIDO
    ARTERIA RADIAL
    TENDÓN EXTENSOR RADIAL CORTO
    TENDÓN EXTENSOR RADIAL LARGO
RETINÁCULO EXTENSOR
  1.ª CORREDERA. LATERAL
    ABDUCTOR LARGO DEL PULGAR
    EXTENSOR CORTO DEL PULGAR
  2.ª CORREDERA. POSTERIOR
    EXTENSOR RADIAL LARGO
    EXTENSOR RADIAL CORTO
  3.ª CORREDERA. POSTERIOR
    EXTENSOR LARGO DEL PULGAR
  4.ª CORREDERA. POSTERIOR
    EXTENSOR COMÚN DE LOS DEDOS
    EXTENSOR PROPIO DEL 2.º DEDO
  5.ª CORREDERA. POSTERIOR
    EXTENSOR PROPIO DEL 5.º DEDO
  6.ª CORREDERA. MEDIAL
    EXTENSOR CUBITAL DEL CARPO

RETORNO VENOSO
  RED VENOSA PROFUNDA
    MANO
    VENAS CUBITALES
    VENAS RADIALES
    VENAS BRAQUIALES
    VENA AXILAR
    VENA SUBCLAVIA
  RED VENOSA SUPERFICIAL
    RED SUPERFICIAL PALMAR
    VENA CEFÁLICA DEL PULGAR
    VENA SALVATELA DEL MEÑIQUE
    VENA MEDIANA DEL ANTEBRAZO
    VENA CEFÁLICA DEL ANTEBRAZO
    VENA BASÍLICA DEL ANTEBRAZO
    VENA MEDIANA PROFUNDA DEL CODO
    VENA MEDIANA CEFÁLICA
    VENA MEDIANA DEL CODO
    VENA CEFÁLICA
    VENA BASÍLICA

87

AXILA
  PARED ANTERIOR
    PECTORAL MAYOR
    PECTORAL MENOR
    FASCIA CLAVIPECTORAL
  PARED POSTERIOR
    SUBESCAPULAR
    DORSAL ANCHO
    REDONDO MAYOR
    CABEZA LARGA TRÍCEPS
  PARED MEDIAL
    PARED COSTAL SUPERIOR
    SERRATO ANTERIOR
  PARED LATERAL
    HÚMERO. SURCO INTERTUBERCULAR
    BÍCEPS BRAQUIAL
    CORACOBRAQUIAL
  BASE
    FASCIA AXILAR
    TEJIDO CELULAR SUBCUTÁNEO
    PIEL
  VÉRTICE
    BORDE LATERAL. 1.ª COSTILLA
    CLAVÍCULA
    SUBCLAVIA
    BORDE SUPERIOR ESCÁPULA
  CONTENIDO
    MASA CELULOADIPOSA
    ARTERIA AXILAR Y SUS RAMAS
    VENA AXILAR Y AFLUENTES
     VENA CEFÁLICA
  PLEXO BRAQUIAL
    TRONCOS
    FASCÍCULOS

RETORNO LINFÁTICO
  SUPERFICIAL
    GANGLIOS EPITROCLEARES
    GANGLIOS DELTOPECTORALES
  PROFUNDO
    GANGLIOS AXILARES
    GANGLIOS DELTOPECTORALES
  PROFUNDO
    GANGLIOS AXILARES
SENSIBILIDAD
  NERVIOS DEL PLEXO BRAQUIAL
    CUTÁNEO BRAQUIAL MEDIAL
    CUTÁNEO ANTEBRAQUIAL MEDIAL
  NERVIO AXILAR
    CUTÁNEO BRAQUIAL LATERAL SUPERIOR
  NERVIO RADIAL
    CUTÁNEO BRAQUIAL POSTERIOR
    CUTÁNEO BRAQUIAL LATERAL INFERIOR
    CUTÁNEO ANTEBRAQUIAL POSTERIOR
    RAMAS CUTÁNEAS DE LA MANO
  NERVIO MUSCULOCUTÁNEO
    CUTÁNEO ANTEBRAQUIAL LATERAL
  NERVIO CUBITAL
    RAMOS DORSALES Y PALMARES
    RAMOS DIGITALES DORSALES Y PALMARES
  NERVIO MEDIANO
    RAMOS DIGITALES PALMARES

PRÁCTICA 10
ELEMENTOS ÓSEOS DE LA CABEZA

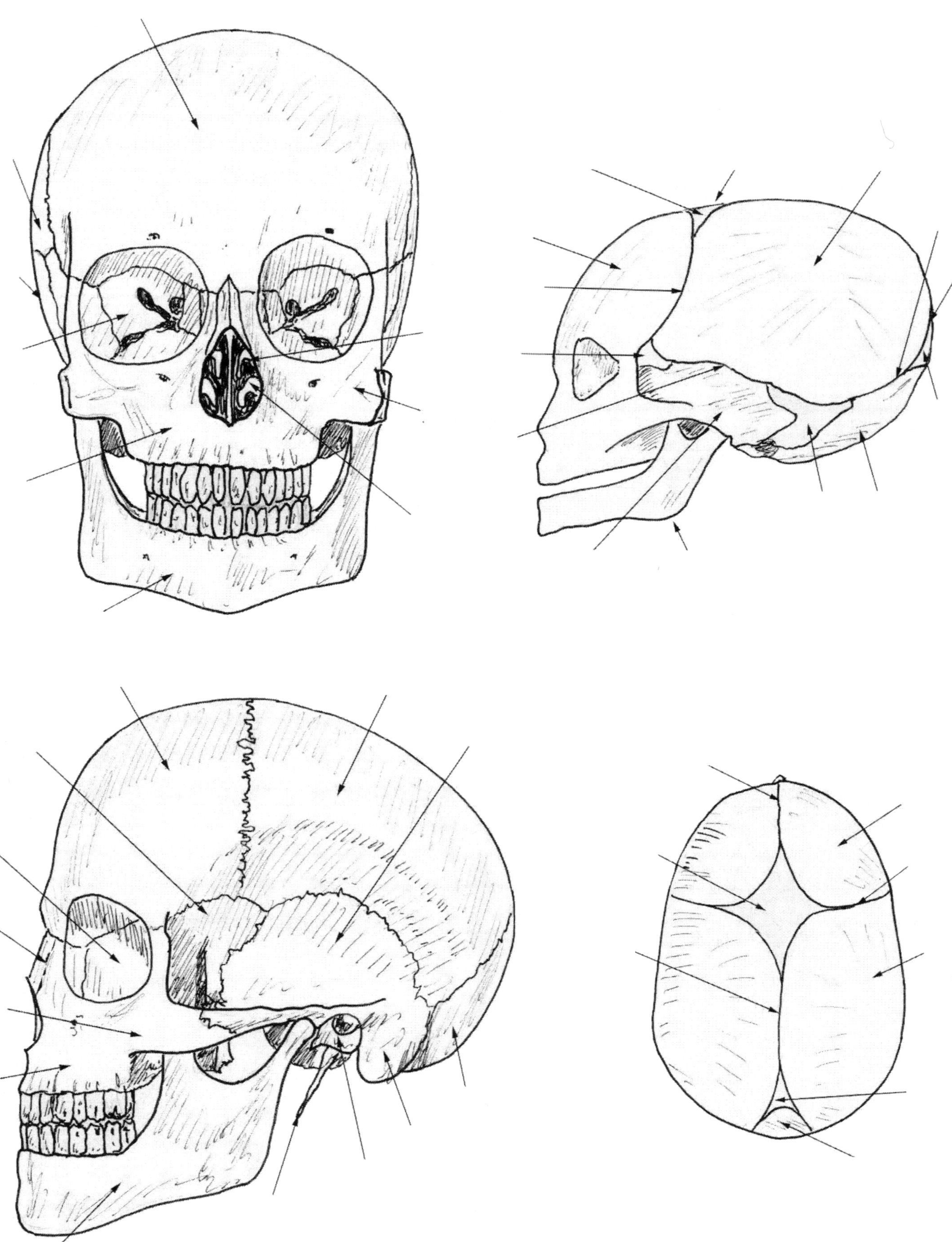

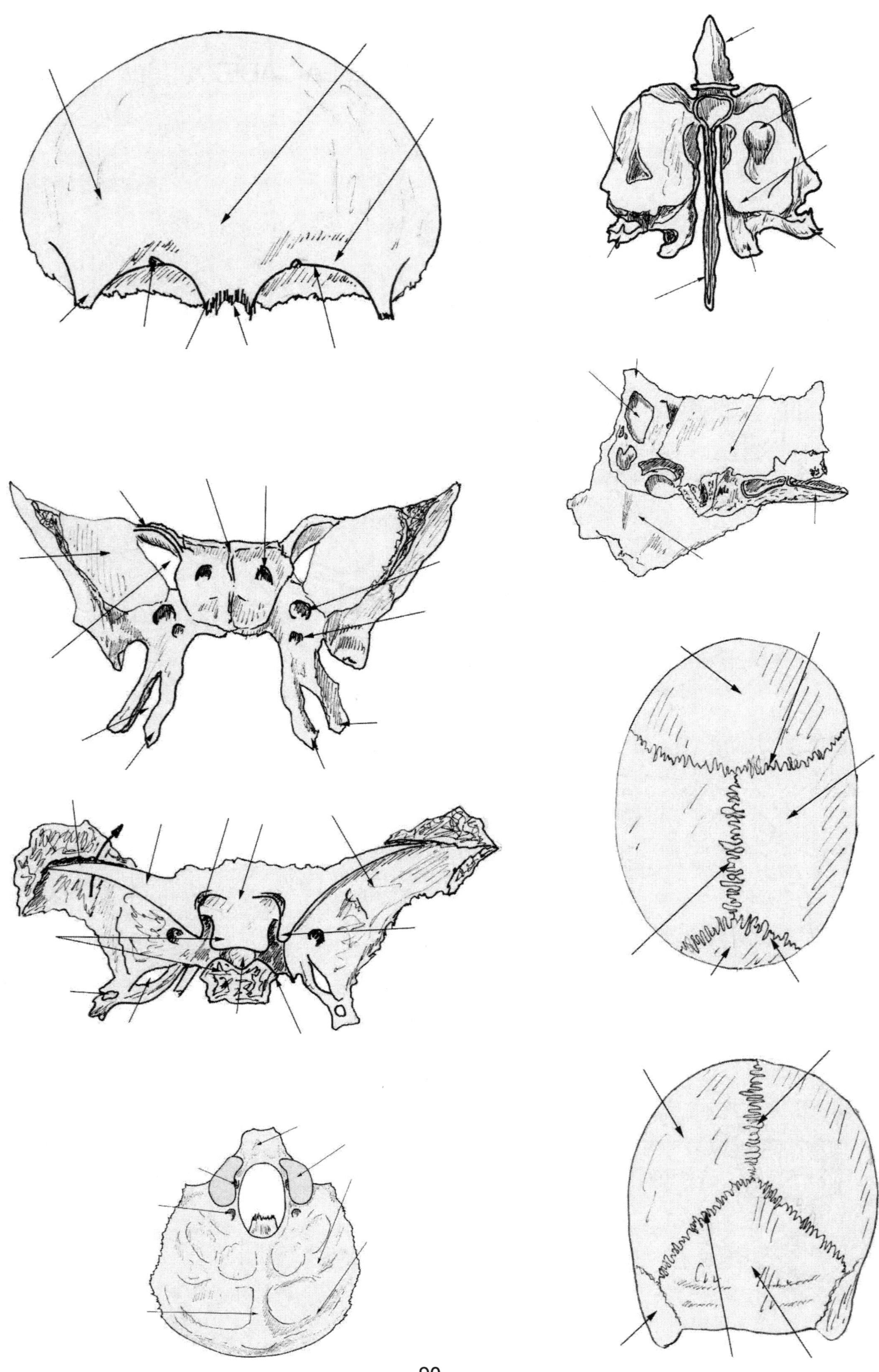

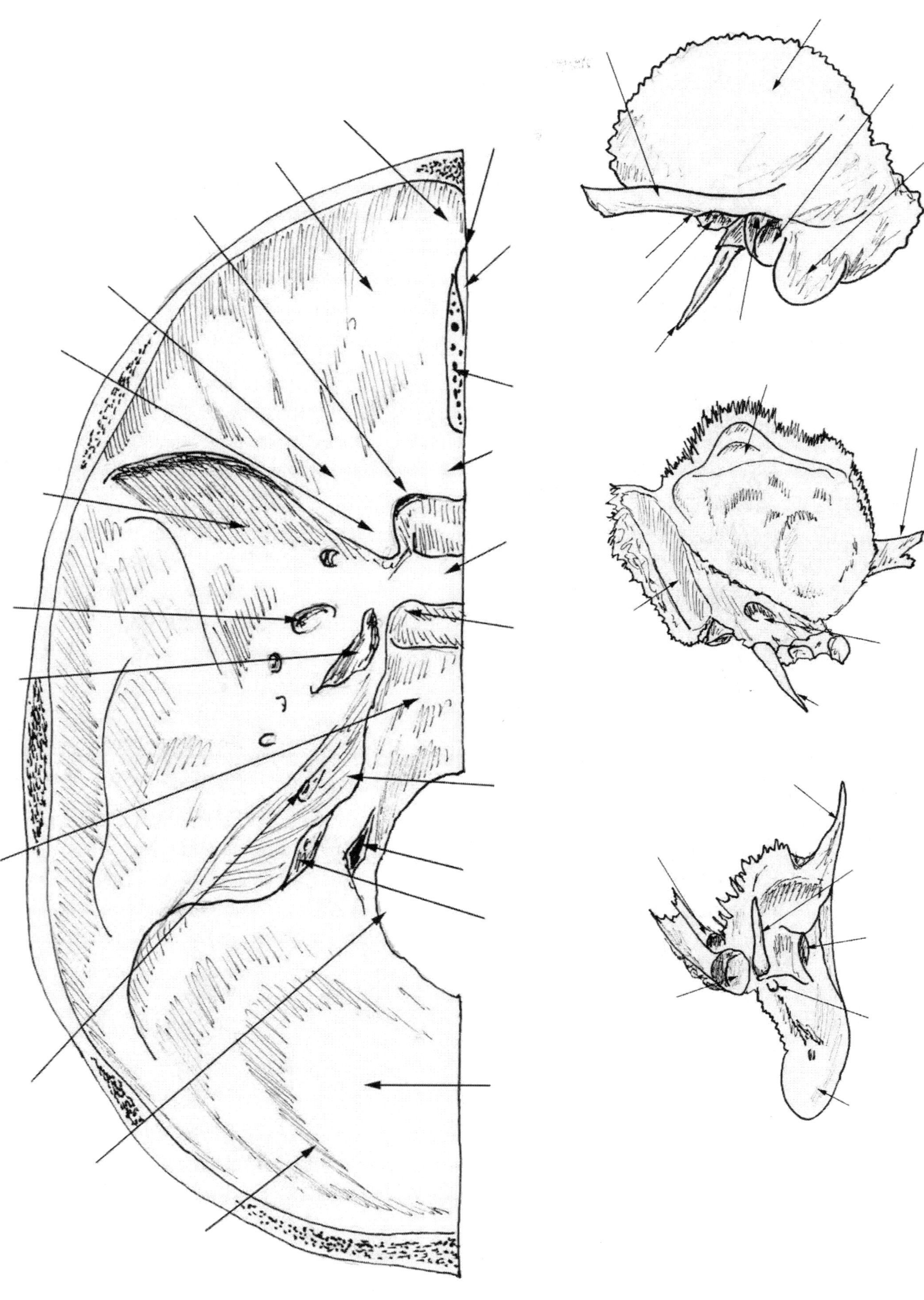

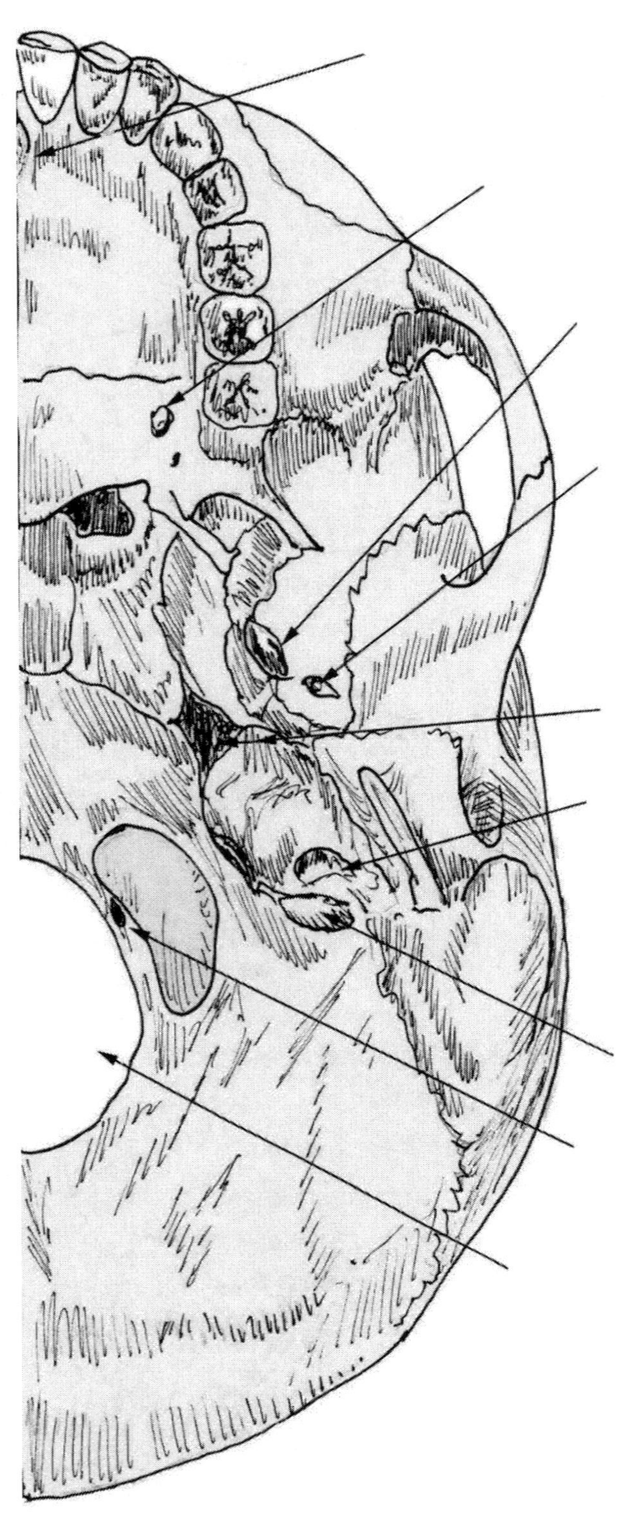

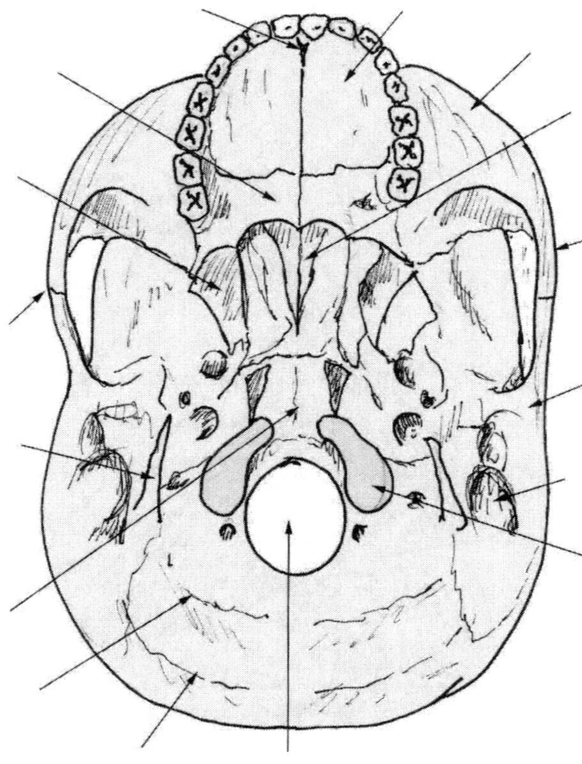

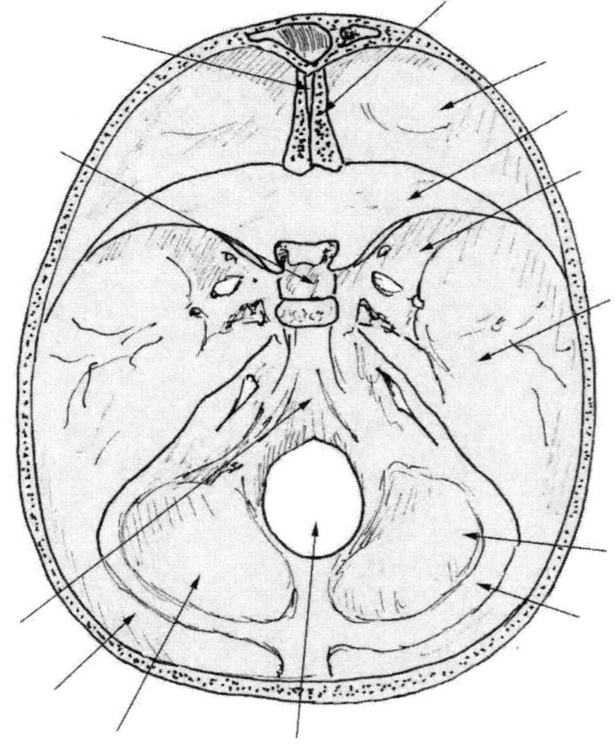

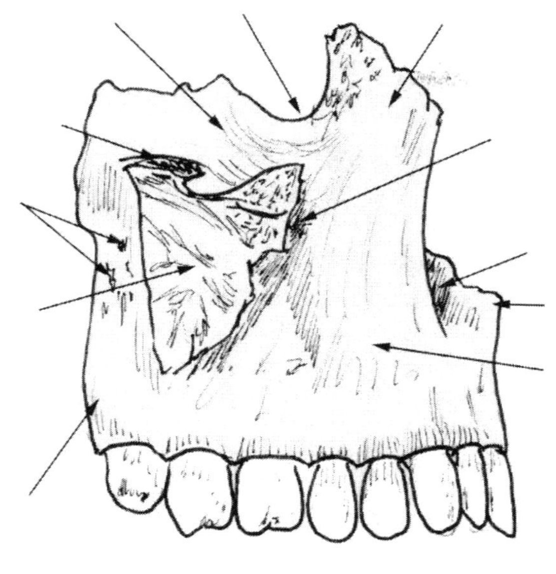

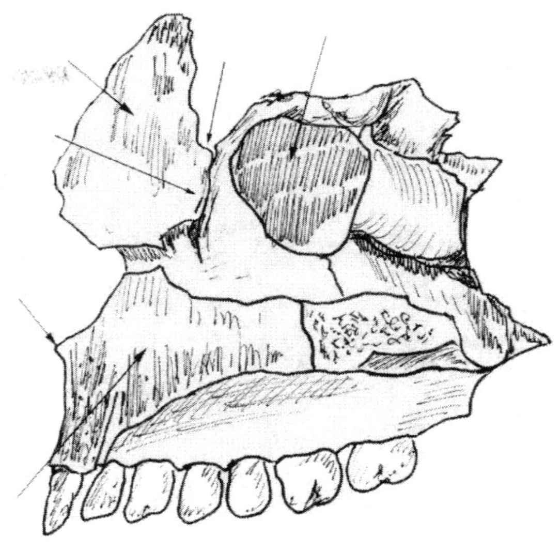

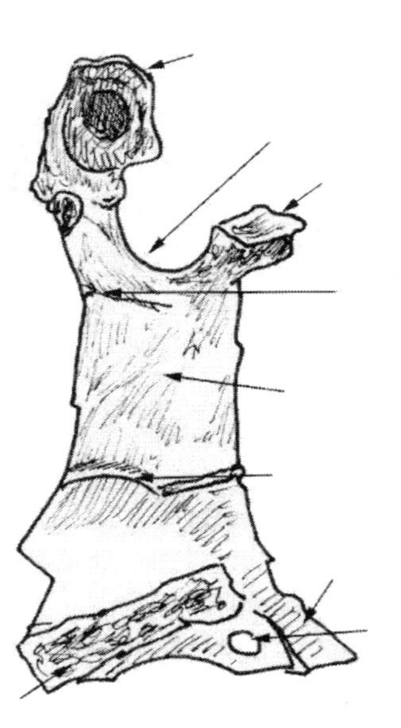

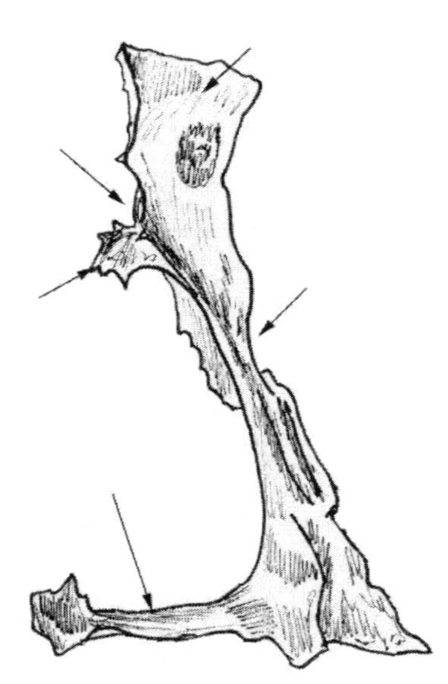

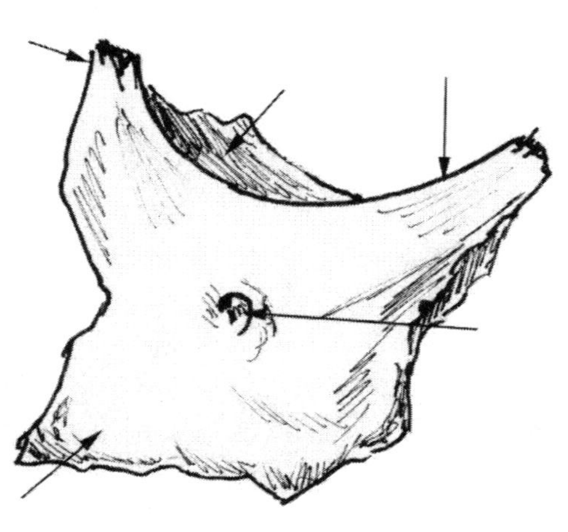

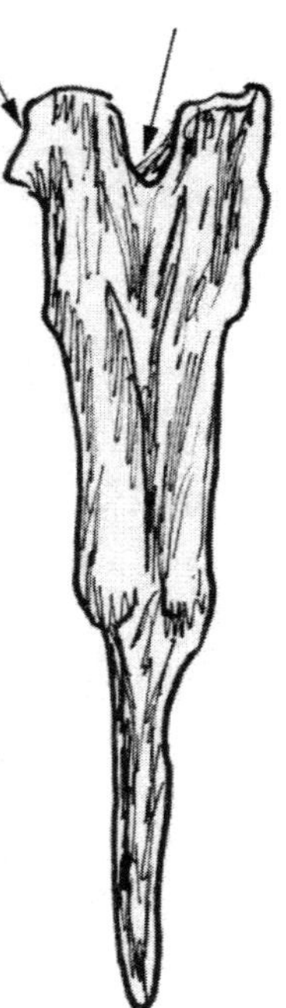

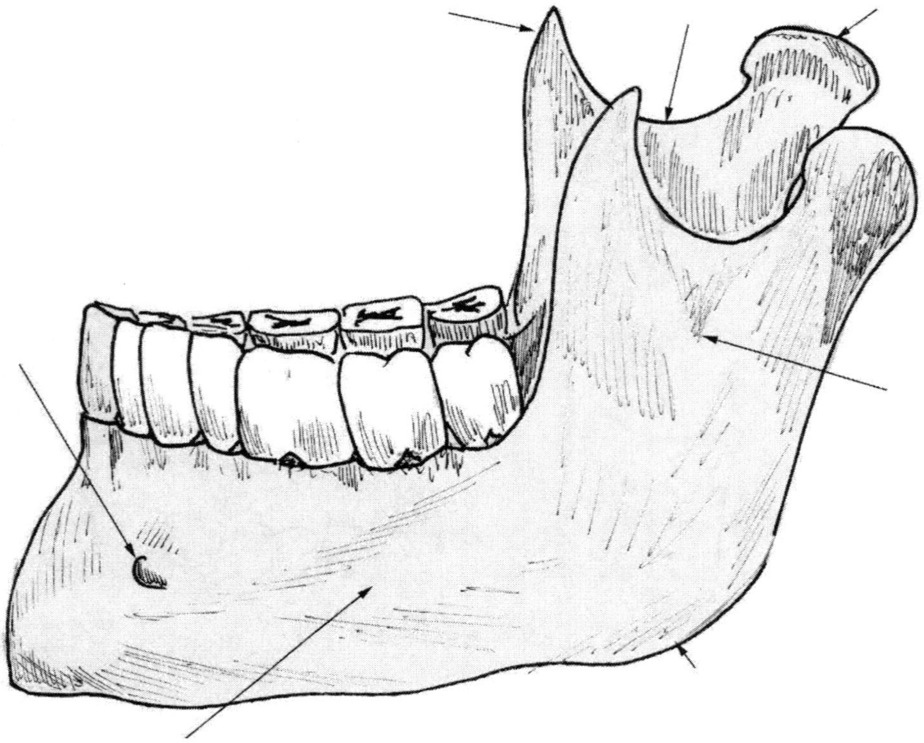

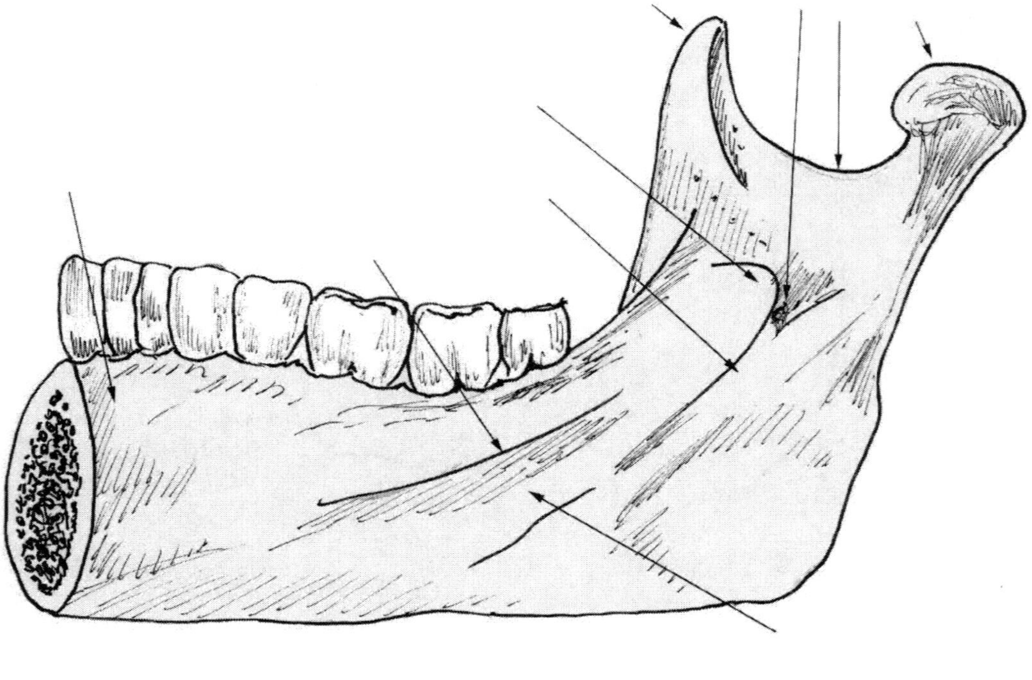

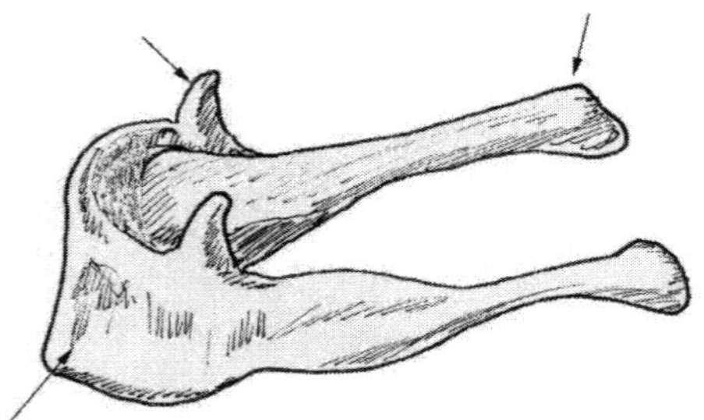
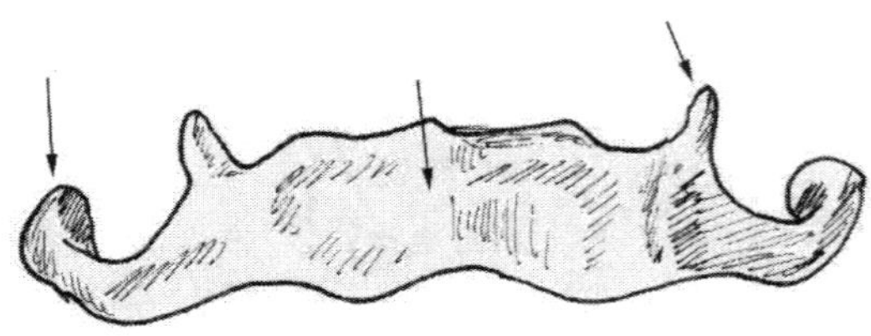

PRÁCTICA 10
ELEMENTOS ÓSEOS DE LA CABEZA

CRÁNEO
- *BÓVEDA*
- *BASE*
- *CARA*

HUESOS DEL CRÁNEO
- *FRONTAL*
- *ETMOIDES*
- *ESFENOIDES*
- *PARIETALES*
- *OCCIPITAL*
- *TEMPORALES*

SUTURAS Y FONTANELAS
- *SUTURA CORONAL*
- *SUTURA SAGITAL*
- *SUTURA METÓPICA*
- *FONTANELA BREGMÁTICA*
- *FONTANELA LAMBDOIDEA*
- *FONTANELA MASTOIDEA*

HUESO FRONTAL
- *PROMINENCIAS LATERALES*
- *GLABELA*
- *ARCOS CILIARES*
- *APÓFISIS ORBITARIAS LATERALES*
- *ESPINA NASAL*
- *TECHO ORBITARIO*

HUESO ETMOIDES
- *LÁMINA PERPENDICULAR*
- *APÓFISIS CRISTA GALLI*
- *LÁMINA HORIZONTAL*
- *LÁMINA CRIBOSA*
- *LÁMINA PAPIRÁCEA U ORBITARIA*
- *CARA EXTERNA DE LA FOSA NASAL*
  - *CORNETE SUPERIOR*
  - *CORNETE MEDIO*
- *APÓFISIS UNCIFORME*
- *SEMICELDILLAS AÉREAS*

HUESO ESFENOIDES
- *YUGO. CUERPO DEL ESFENOIDES*
- *CANAL ÓPTICO*
- *FOSA HIPOFISARIA. SILLA TURCA*
- *APÓFISIS CLINOIDES POSTERIORES*
- *ALAS MENORES*
  - *CONDUCTO ÓPTICO*
  - *HENDIDURA ESFENOIDAL*
  - *APÓFISIS CLINOIDES ANTERIORES*
- *ALAS MAYORES*
  - *AGIJERO REDONDO*
  - *AGUJERO OVAL*
  - *AGUJERO ESPINOSO*
  - *APÓFISIS PTERIGOIDES*
    - *LÁMINA PTERIGOIDEA EXTERNA*
    - *FOSA PTERIGOIDEA*
    - *LÁMINA PTERIGOIDEA INTERNA*
  - *GANCHO*

HUESO PARIETAL
- *SUTURA SAGITAL*
- *FOSA TEMPORAL*

HUESO OCCIPITAL
- *AGUJERO MAGNO*
- *CUERPO*
- *TUBÉRCULO FARÍNGEO*
- *MASAS LATERALES*
- *CÓNDILOS ARTICULARES*
- *AGUJERO HIPOGLOSO*
- *CONDUCTO CONDÍLEO*
- *ESCAMA OCCIPITAL*
  - *PROTUBERANCIA OCCIPITAL EXTERNA*
  - *CRESTA OCCIPITAL EXTERNA*
  - *LÍNEA NUCAL SUPERIOR*
  - *LÍNEA NUCAL INFERIOR*
  - *PROTUBERANCIA OCCIPITAL INTERNA*
  - *SURCOS VENOSOS LATERALES*
  - *SURCO VENOSO LONGITUDINAL*
  - *FOSAS OCCIPITALES*

HUESO TEMPORAL
- *PORCIÓN ESCAMOSA. CONCHA TEMPORAL*
  - *APÓFISIS CIGOMÁTICA*
    - *ARCO CIGOMÁTICO*
    - *PORCIÓN TIMPÁNICA*
  - *CONDUCTO AUDITIVO INTERNO*
  - *PORCIÓN PETROMASTOIDEA*
    - *PORCIÓN PETROSA*
      - *PEÑASCO. OÍDO INTERNO*
    - *PORCIÓN MASTOIDEA*

CONFIGURACIÓN EXTERNA DEL CRÁNEO

> APÓFISIS PALATINA DEL MAXILAR
> LÁMINA HORIZONTAL DEL PALATINO
> VÓMER
> AGUJERO OVAL
> AGUJERO ESPINOSO
> AGUJERO RASGADO
> CONDUCTO CAROTÍDEO
> AGUJERO YUGULAR
> APÓFISIS PTERIGOIDES DEL ESFENOIDES
> ARCO CIGOMÁTICO
> TUBÉRCULO FARÍNGEO
> AGUJERO MARNO
> LÍNEA NUCAL INFERIOR
> LÍNEA NUCAL SUPERIOR
> APÓFISIS MASTOIDES
> CONDUCTO DEL HIPOGLOSO
> CÓNDILO OCCIPITAL

CONFIGURACIÓN INTERNA DEL CRÁNEO

> **FOSA ENDOCRANEAL ANTERIOR**
>
>> HUESOS
>>
>>> FRONTAL. LÁMINA HORIZONTAL
>>> ETMOIDES. LÁMINA CRIBOSA
>>> ESFENOIDES. ALAS MENORES
>>
>> ACCIDENTES ÓSEOS
>>
>>> LÁMINA CRIBOSA DEL ETMOIDES
>>> YUGO ESFENOIDAL
>>> APÓFISIS CRISTA GALLI
>>> AGUJERO CIEGO
>>> APÓFISIS CLINOIDES ANTERIORES
>>> AGUJEROS ETMOIDALES
>>> HENDIDURA NASAL
>>> EMINENCIAS ORBITARIAS

FOSA ENDOCRANEAL MEDIA

> HUESOS
>
>> ESFENOIDES. ALAS MAYORES
>> ESCAMA DEL TEMPORAL
>> PEÑASCO. CARA SUPERIOR
>
> ACCIDENTES ÓSEOS
>
>> SILLA TURCA
>> APÓFISIS CLINOIDES POSTERIORES
>> SURCOS DE LOS SENOS VENOSOS
>> FISURA ORBITARIA SUPERIOR
>> AGUJERO REDONDO
>> AGUJERO OVAL
>> AGUJERO ESPINOSO
>> CONDUCTO CAROTÍDEO
>> AGUJERO RASGADO
>> HIATOS PETROSOS
>> EMINENCIA ARQUEADA
>> FOSA DEL GANGLIO DE GASSER
>> CANAL ÓPTICO. SURCO PREQUIASMÁTICO
>> AGUJERO ÓPTICO

FOSA ENDOCRANEAL POSTERIOR

> HUESOS
>
>> PEÑASCO. CARA POSTERIOR
>> OCCIPITAL. APÓFISIS BASILAR
>> OCCIPITAL. ESCAMA
>
> ACCIDENTES ÓSEOS
>
>> SURCOS DE LOS SENOS PETROSOS
>> CLIVUS
>> AGUJERO MAGNO
>> TUBEROSIDAD OCCIPITAL INTERNA
>> CRESTA OCCIPITAL INTERNA
>> CONDUCTO HIPOGLOSO
>> AGUJERO YUGULAR
>> CONDUCTO AUDITIVO INTERNO
>> ACUEDUCTO DEL VESTÍBULO
>> FOSAS CEREBELOSAS
>> AGUJERO MASTOIDEO
>> AGUJERO CONDÍLEO

HUESOS DE LA CARA
  MAXILARES
    APÓFISIS PALATINA
    ESPINA NASAL ANTERIOR
    APÓFISIS FRONTAL
    ORIFICIO PALATINO ANTERIOR
    EMINENCIA CANINA
    FOSA CANINA O MIRTIFORME
    ESCOTADURA LAGRIMAL
    HENDIDURA ESFENOMAXILAR
    ORIFICIO INFRAORBITARIO
    ORIFICIOS ALVEOLARES
    SURCO INFRAORBITARIO
    CARA ORBITARIA
  PALATINOS
    PORCIÓN HORIZONTAL
    PORCIÓN VERTICAL
    ESCOTADURA PALATINA
    APÓFISIS ORBITARIA
    APÓFISIS ESFENOIDAL
    CRESTA TURBINAL
    ESPINA NASAL POSTERIOR
    ORIFICIO PALATINO MAYOR
  CORNETES INFERIORES
  HUESOS LAGRIMALES
    SURCO LAGRIMAL
    CONDUCTO LACRIMONASAL
  HUESOS NASALES. PROPIOS DE LA NARIZ
  HUESOS MALARES
    APÓFISIS FRONTAL
    APÓFISIS CIGOMÁTICA
    APÓFISIS TEMPORAL
  HUESO VÓMER
    ALAS DEL VÓMER
    CANAL ESFENOVOMERIANO
  HUESOS TIMPANALES
  APÓFISIS ESTILOIDES

MANDÍBULA
  ORIFICIO MENTONIANO
  SÍNFISIS MANDIBULAR
  ÁNGULO MANDIBULAR. GONION
  RAMAS ASCENDENTES
    ORIFICIO MANDIBULAR.
      CONDUCTO DENTARIO
    CANAL MILOHIOIDEO
    LÍNEA MILOHIOIDEA
    APÓFISIS CORONOIDES
    ESCOTADURA CORONOIDEA
    CÓNDILO
    CUELLO
HIOIDES
  CUERPO
  ASTAS MAYORES
  ASTAS MENORES

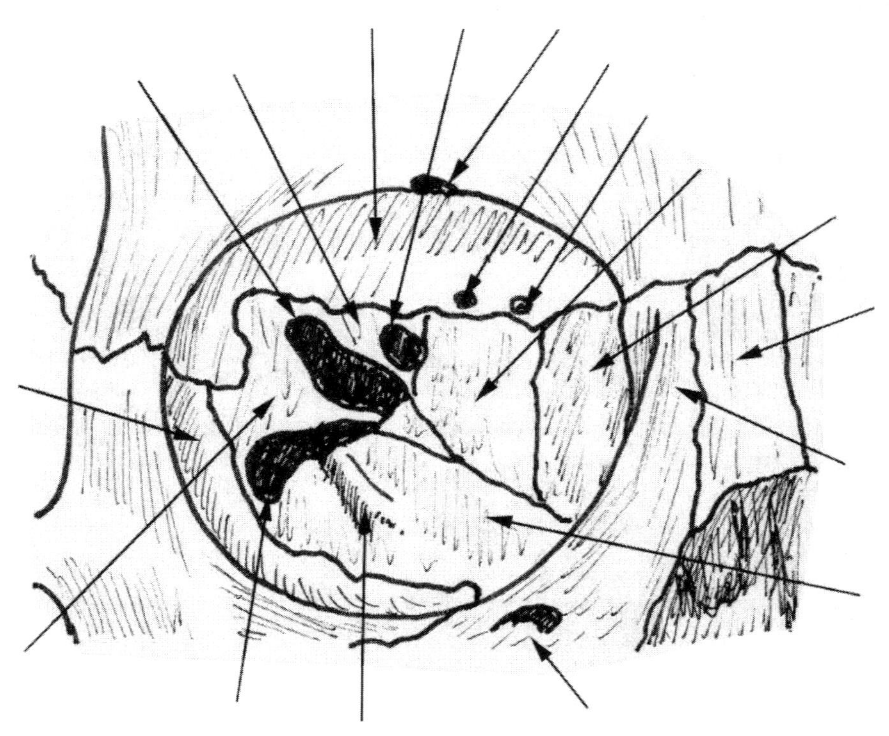

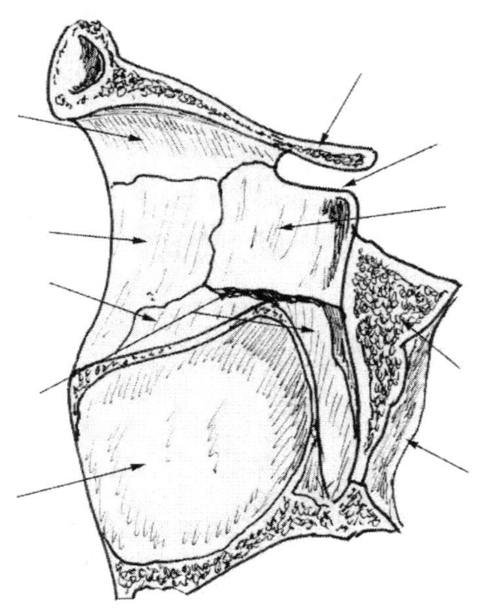

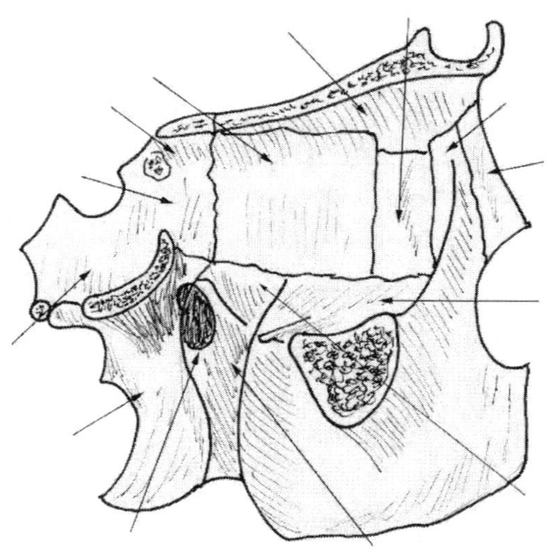

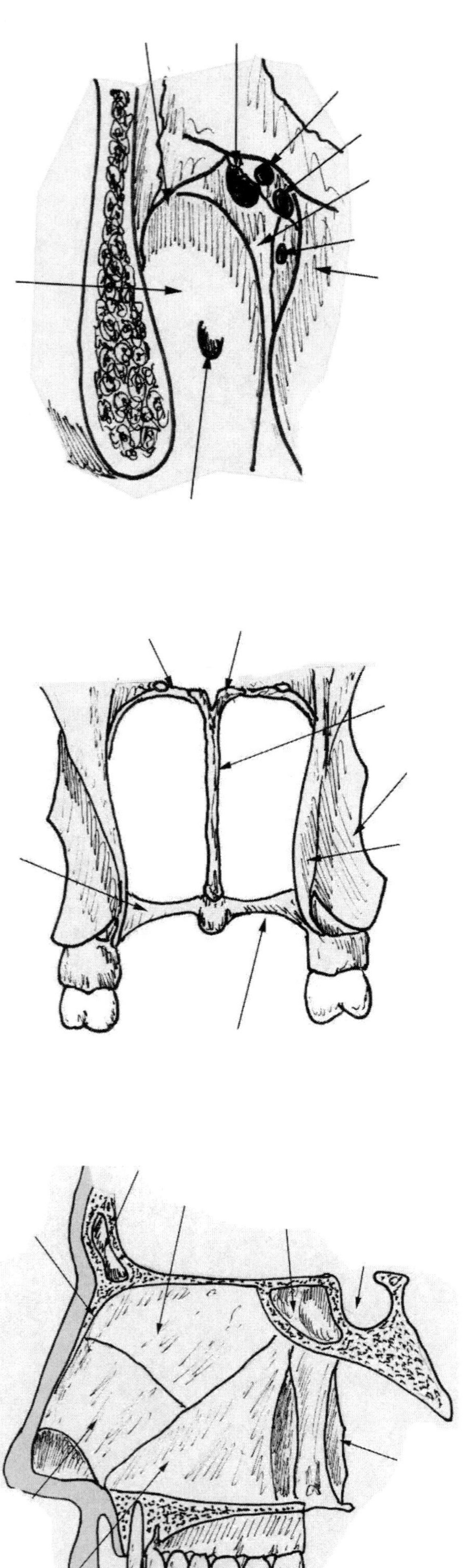

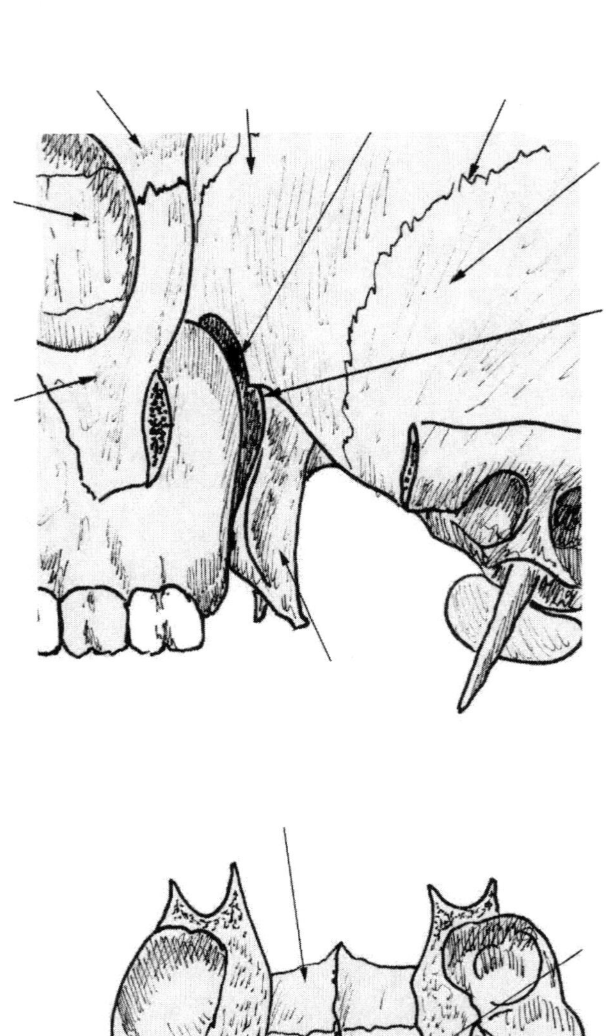

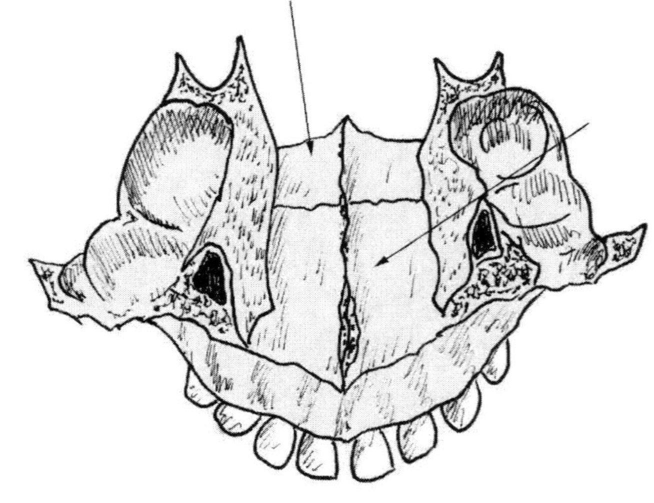

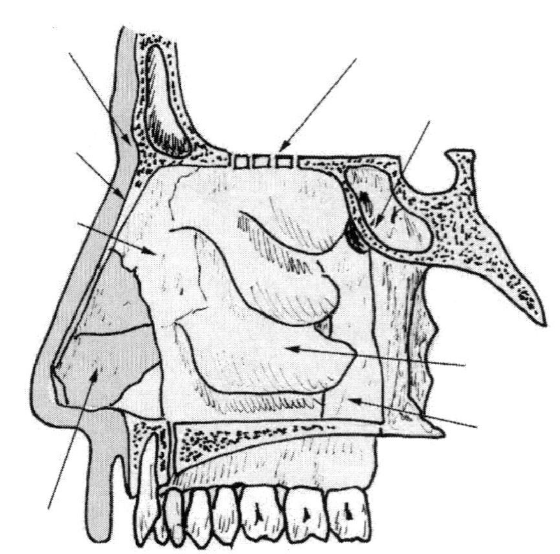

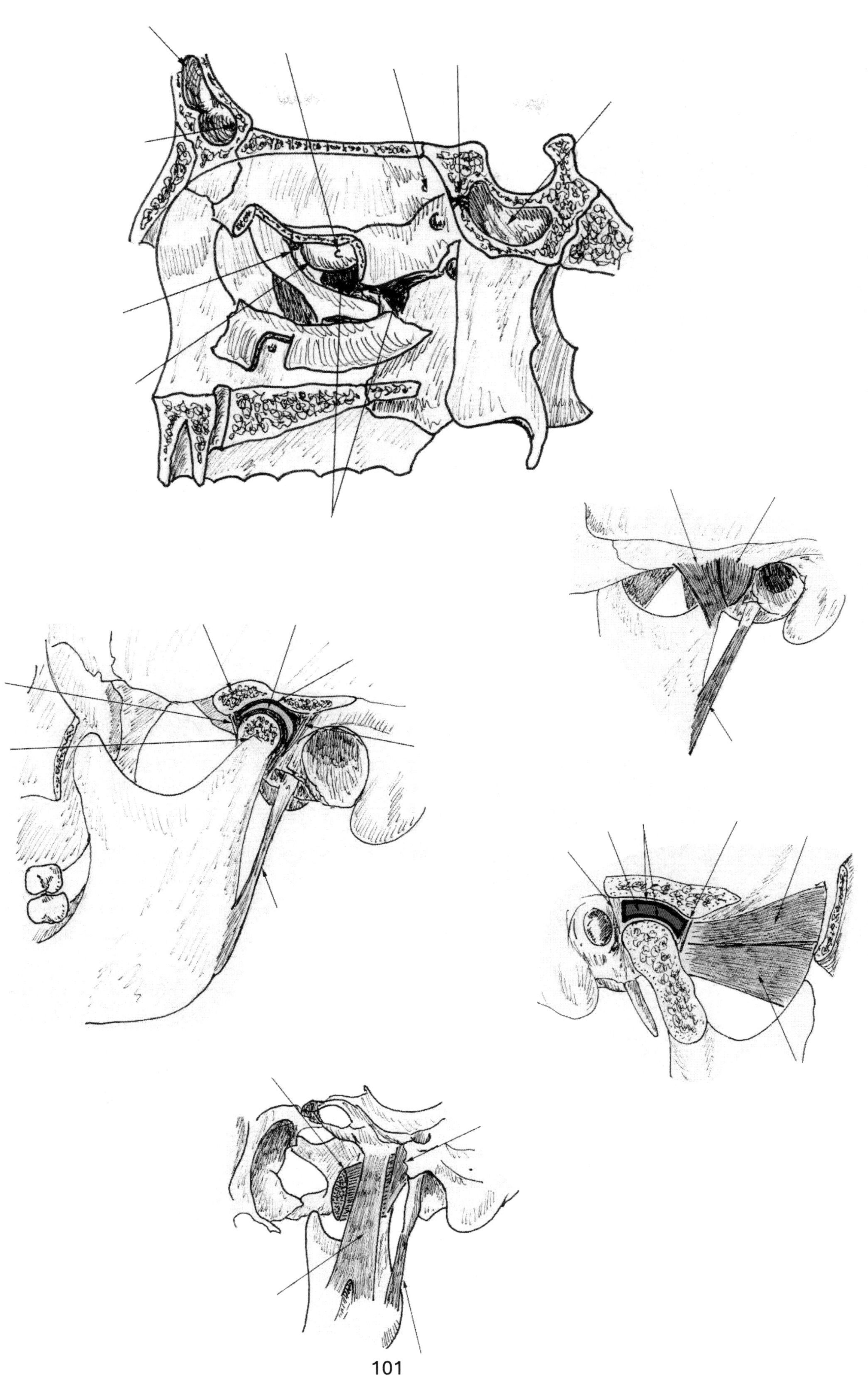

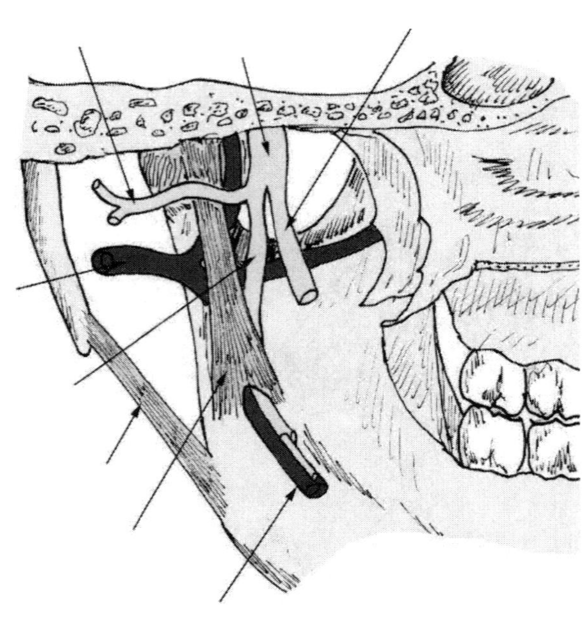

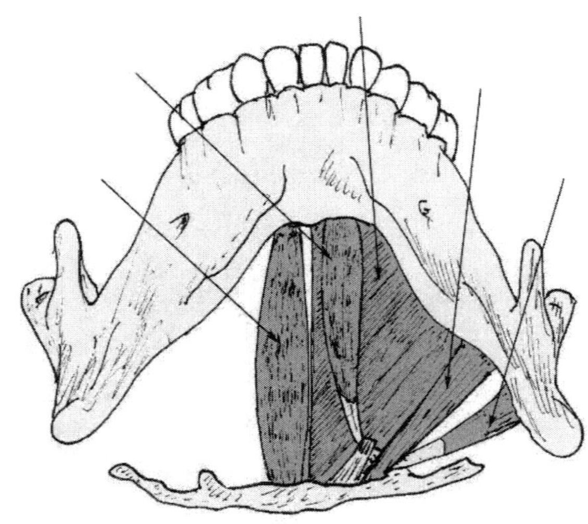

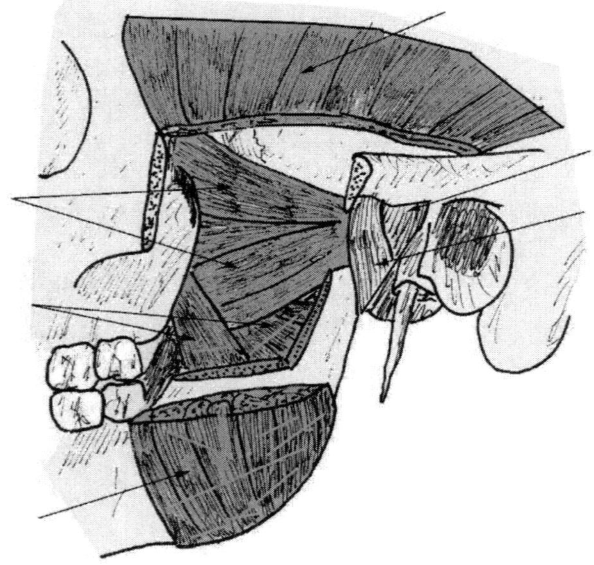

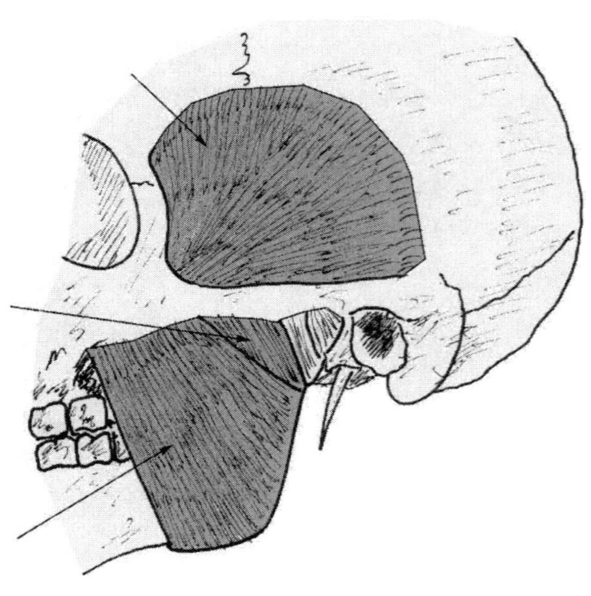

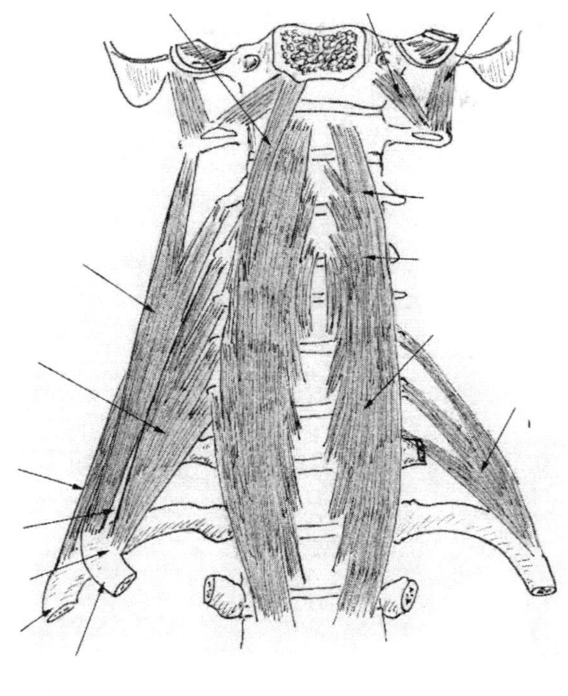

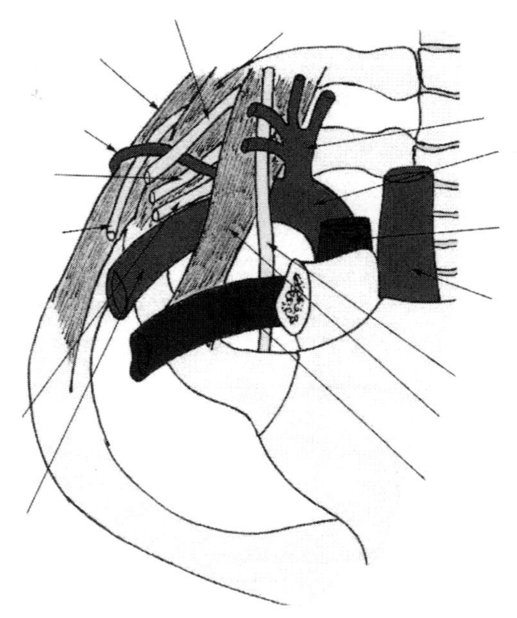

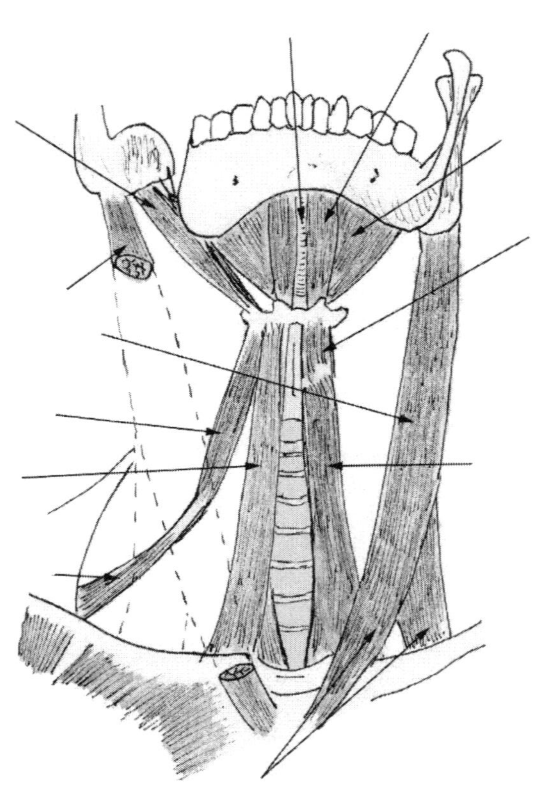

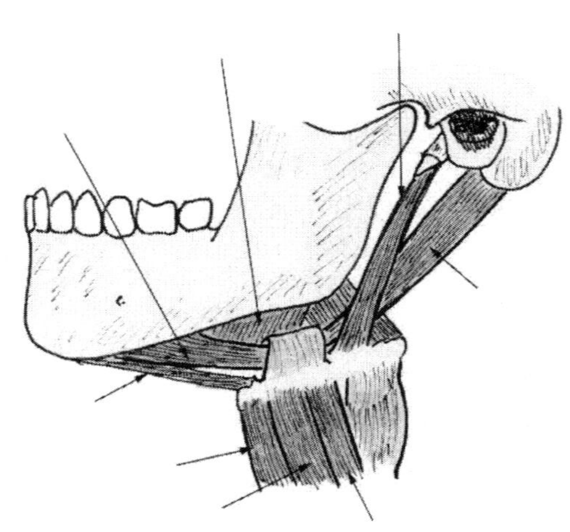

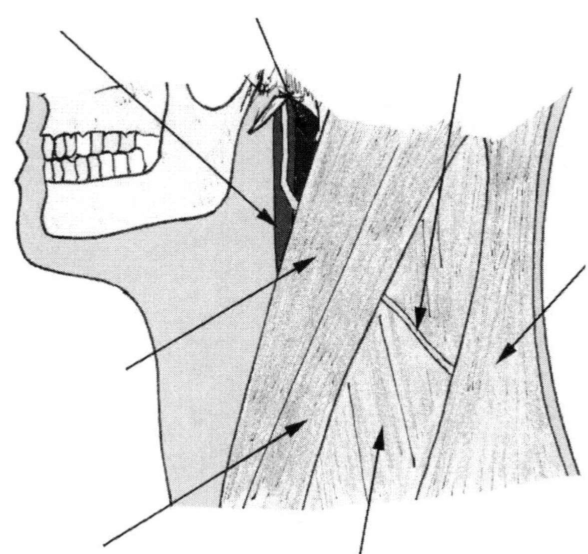

PRÁCTICA 11
FOSAS EXOCRANEALES. ARTICULACIÓN TEMPOROMAXILAR. MASTICACIÓN. MÚSCULOS DEL CUELLO

FOSA ORBITARIA

PARED SUPERIOR. TECHO
- *FRONTAL. LÁMINA HORIZONTAL*
- *ESFENOIDES. ALA MENOR*
- *FOSA LAGRIMAL*
- *FOSA TROCLEAR*

PARED INTERNA O MEDIAL
- *MAXILAR. APÓFISIS FRONTAL*
- *HUESO LAGRIMAL*
- *ETMOIDES. LÁMINA ORBITARIA*
- *ESFENOIDES. CUERPO*
- *SURCO LAGRIMAL*

PARED EXTERNA O LATERAL
- *MALAR. APÓFISIS FRONTAL*
- *ESFENOIDES. ALA MAYOR*

PARED INFERIOR. SUELO
- *MAXILAR. APÓFISIS ORBITARIA*
- *MALAR. APÓFISIS FRONTAL*
- *PALATINO. APÓFISIS ORBITARIA*
- *SURCO INFRAORBITARIO*
- *CONDUCTO INFRAORBITARIO*

VÉRTICE
- *MEDIAL DE LA FISURA ESFENOIDAL*

BASE
- *BORDE SUPERIOR. FRONTAL*
- *INFERIOR. MAXILAR Y MALAR*
- *MEDIAL. MAXILAR*
- *LATERAL. MALAR*

COMUNICACIONES DE LA ÓRBITA

CAVIDAD FRANEAL
- *AGUJERO ÓPTICO*
- *FISURA ESFENOIDAL*

FOSAS NASALES
- *CONDUCTO NASAL*
- *CONDUCTO LAGRIMAL*

EXOCRÁNEO
- *ESCOTADURA SUPRAORBITARIA*
- *CONDUCTO SUBORBITARIO*
- *FISURA ORBITARIA INFERIOR*

FOSA PTERIGOPALATINA (INFRATEMPORAL)

LÍMITES
- *ANTERIOR. TUBEROSIDAD DEL MAXILAR*
- *POSTERIOR. APÓFISIS PTERIGOIDES*
- *SUPERIOR. ALA MAYOR ESFENOIDES*
- *INFERIOR. ABIERTA*
- *MEDIAL. LÁMINA VERTICAL PALATINO*
- *LATERAL. ABIERTA A FOSA TEMPORAL*

COMUNICACIONES
- *ENDOCRÁNEO. AGUJERO REDONDO*
- *CAVIDAD ORAL. CONDUCTO PALATINO*
- *FOSA NASAL. AGUJERO ESFENOPALATINO*
- *ÓRBITA. FISURA ORBITARIA INFERIOR*

FOSA TEMPORAL

- *CARA TEMPORAL DEL FRONTAL*
- *TEMPORAL. PORCIÓN INFERIOR*
- *TEMPORAL. ESCAMA*
- *ESFENOIDES. ALA MAYOR*

FOSAS NASALES

PARED SUPERIOR. TECHO
- *HUESO NASAL*
- *FRONTAL. ESPINA NASAL*
- *ETMOIDES. LÁMINA CRIBOSA*
- *ESFENOIDES. CUERPO*

PARED INFERIOR. SUELO
- *MAXILAR. APÓFISIS PALATINA*
- *PALATINO. LÁMINA HORIZONTAL*

PARED EXTERNA. LATERAL
- *MAXILAR. APÓFISIS FRONTAL*
- *LAGRIMAL*
- *ETMOIDES*
  - *CORNETE SUPERIOR*
  - *CORNETE MEDIO*
- *CORNETE INFERIOR*
- *PALATINO. LÁMINA VERTICAL*
- *APÓFISIS PTERIGOIDES*

PARED INTERNA O MEDIAL
- *TABIQUE NASAL*
  - *ETMOIDES. LÁMINA PERPENDICULAR*
  - *VÓMER*
  - *CARTÍLAGO NASAL*

ABERTURAS DE LAS FOSAS NASALES
- *NARINAS. ANTERIORES*
- *COANAS. POSTERIORES*

COMUNICACIONES DE LA FOSA NASAL
   ENDOCRÁNEO. LÁMINA CRIBOSA
   CAVIDAD ORAL. CONDUCTO INCISIVO
   ÓRBITA. CONDUCTO NASAL
   MEATO SUPERIOR
      SENO ETMOIDAL POSTERIOR
      SENO ESFENOIDAL
   MEATO MEDIO
      SENO FRONTAL
      SENO MAXILAR
      SENO ETMOIDAL ANTERIOR
   MEATO INFERIOR
      CONDUCTO LAGRIMAL
ARTICULACION TEMPOROMANDIBULAR
   SUPERFICIES ARTICULARES
      TEMPORAL
         FOSA MANDIBULAR
         TUBÉRCULO ANTERIOR
      MANDÍBULA
         CÓNDILO MANDIBULAR
   DISCO ARTICULAR
   CÁPSULA ARTICULAR
   LIGAMENTOS
      LIGAMENTO LATERAL
      LIGAMENTO MEDIAL
      ACCESORIOS
         ESFENOMANDIBULAR
         ESTILOMANDIBULAR
   MOVIMIENTOS
      PROPULSIÓN
      RETROPULSIÓN
      ELEVACION
      DESCENSO
      LATERALIZACIÓN

MASTICACIÓN
   MÚSCULOS
      TEMPORAL
      MASETERO
      PTERIOIDEOS
         MEDIAL
         LATERAL
      TENSOR DEL VELO DEL PALADAR
      TENSOR DEL TÍMPANO
      MILOHIOIDEO
      DIGÁSTRICO. VIENTRE ANTERIOR
   NERVIO MASTICADOR (TRIGÉMINO)
      RAMO POSTERIOR
      RAMO ANTERIOR
MÚSCULOS DEL CUELLO
   PROFUNDOS
      MEDIALES
         LARGO DEL CUELLO
            PORCIÓN OBLICUA SUPERIOR
            PORCIÓN RECTA
            PORCIÓN OBLICUA INFERIOR
         LARGO DE LA CABEZA
         RECTO ANTERIOR
      LATERALES
         INTERTRANSVERSOS
         RECTO LATERAL
         ESCALENOS
            ANTERIOR
            MEDIO
            POSTERIOR
   SUPERFICIALES
      HIOIDEOS
         SUPRAHIOIDEOS
            GENIHIOIDEO
            MILOHIOIDEO (TRIGÉMINO)
            DIGÁSTRICO
               ANTERIOR (TRIGÉMINO)
               POSTERIOR (FACIAL)
            ESTILOHIOIDEO (FACIAL)
         INFRAHIOIDEOS
            ESTERNOTIROIDEO
            TIROHIOIDEO
            ESTERNOHIOIDEO
            OMOHIOIDEO

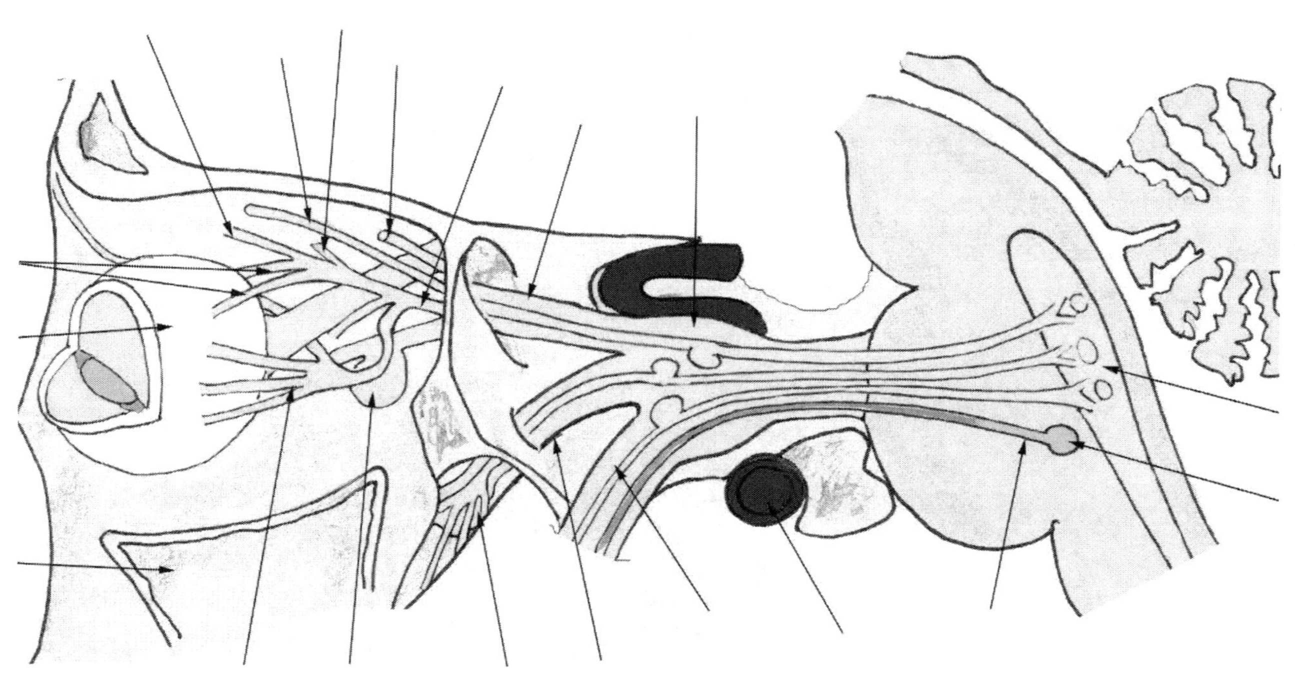

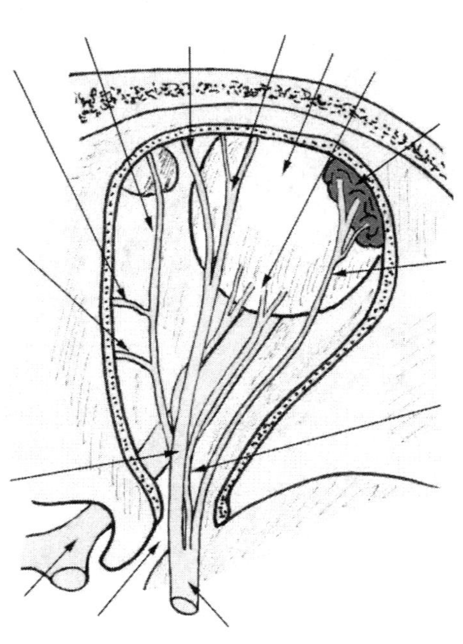

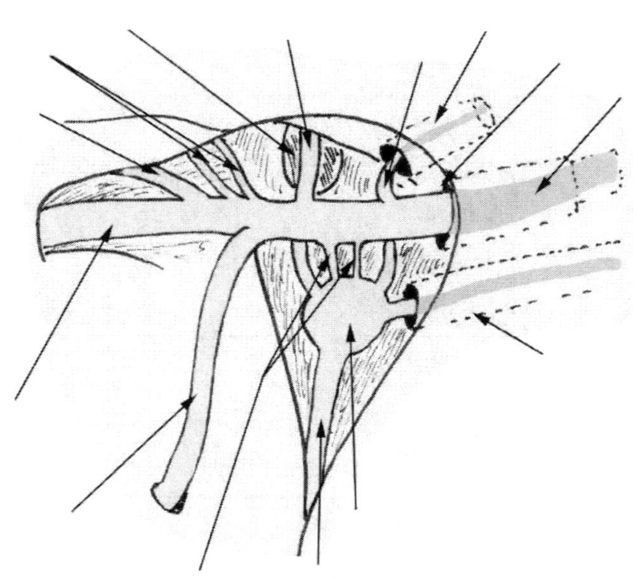

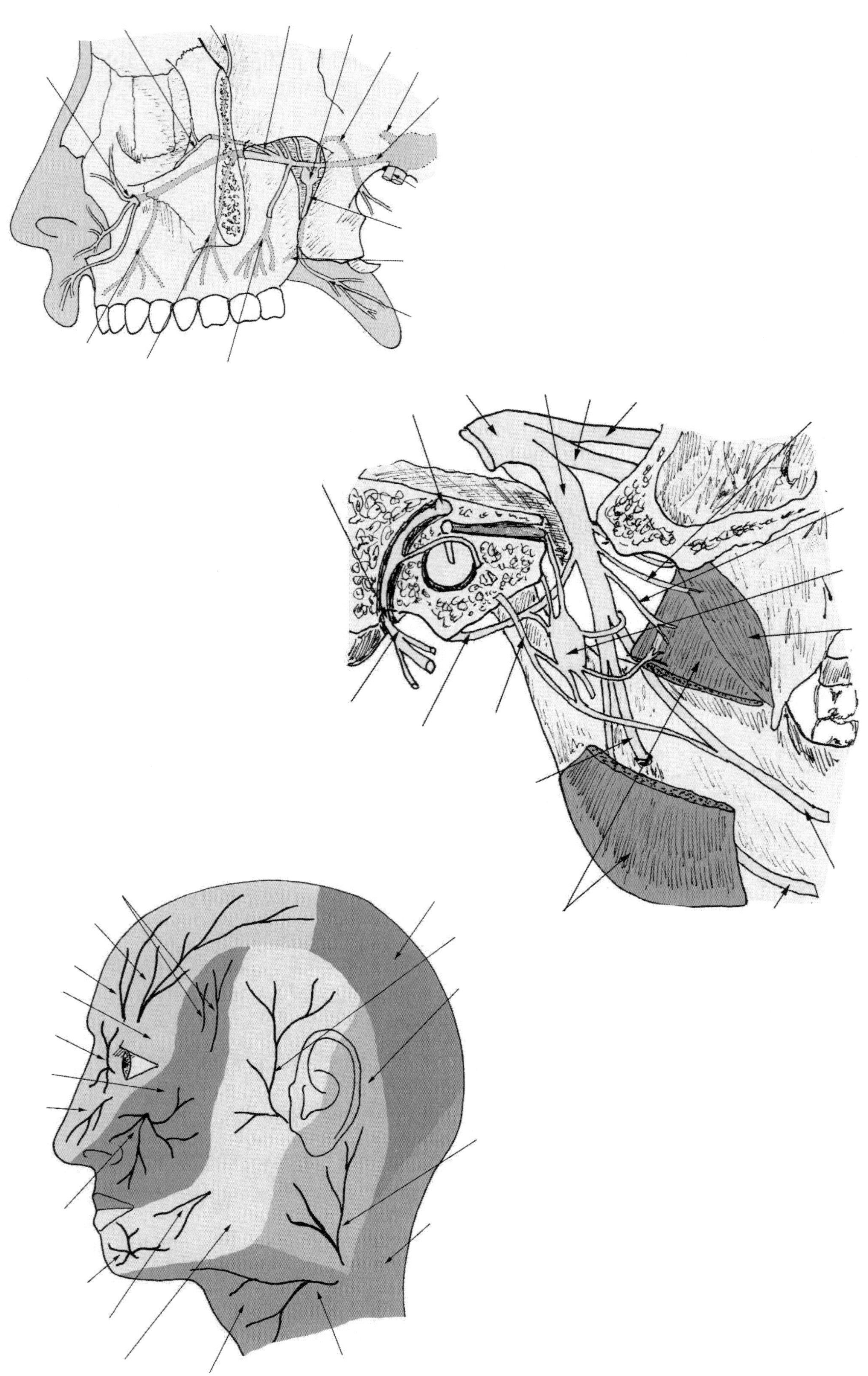

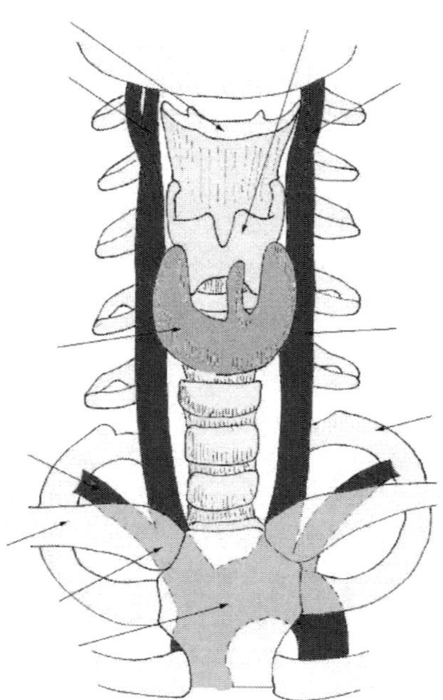

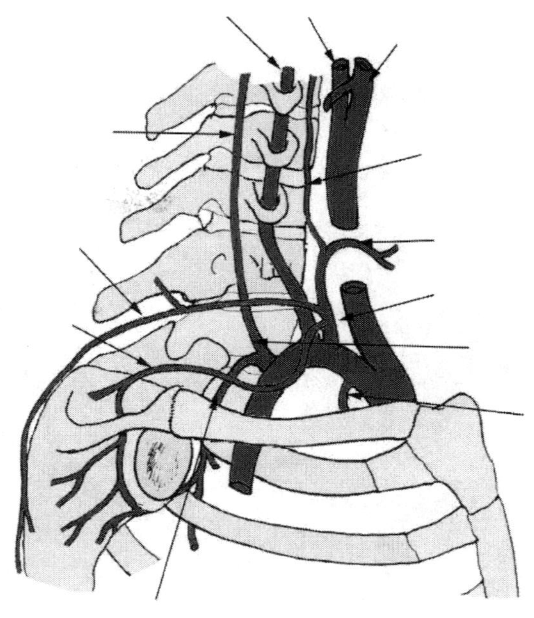

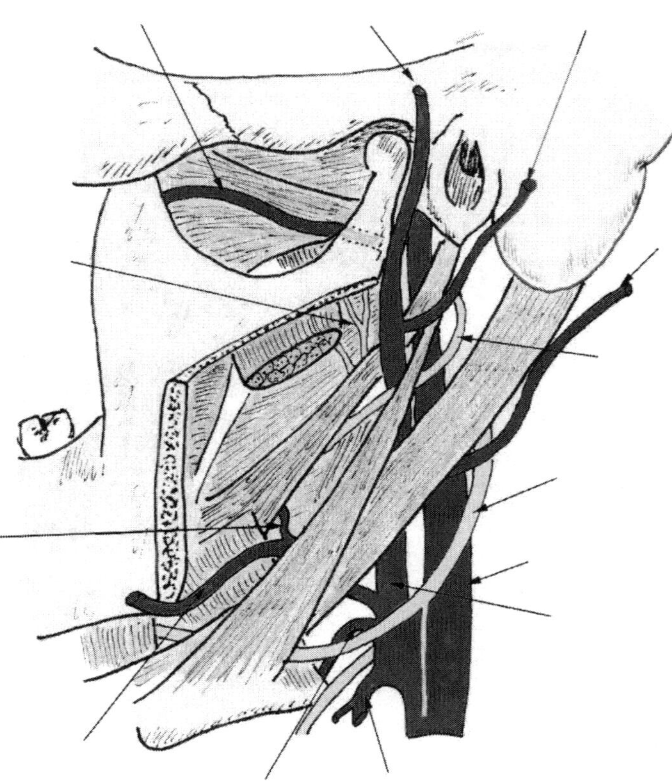

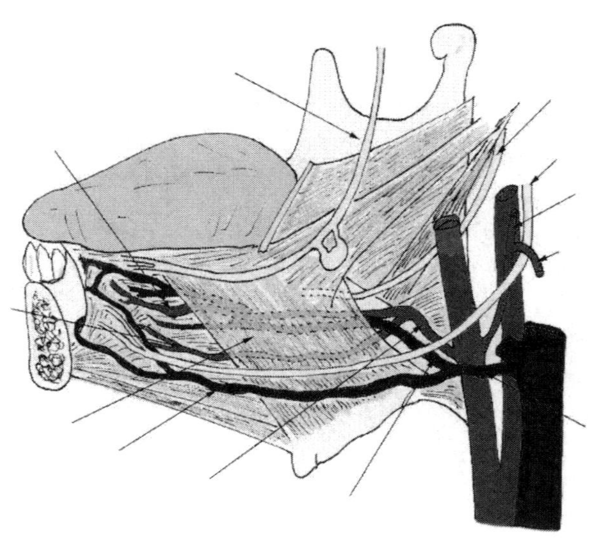

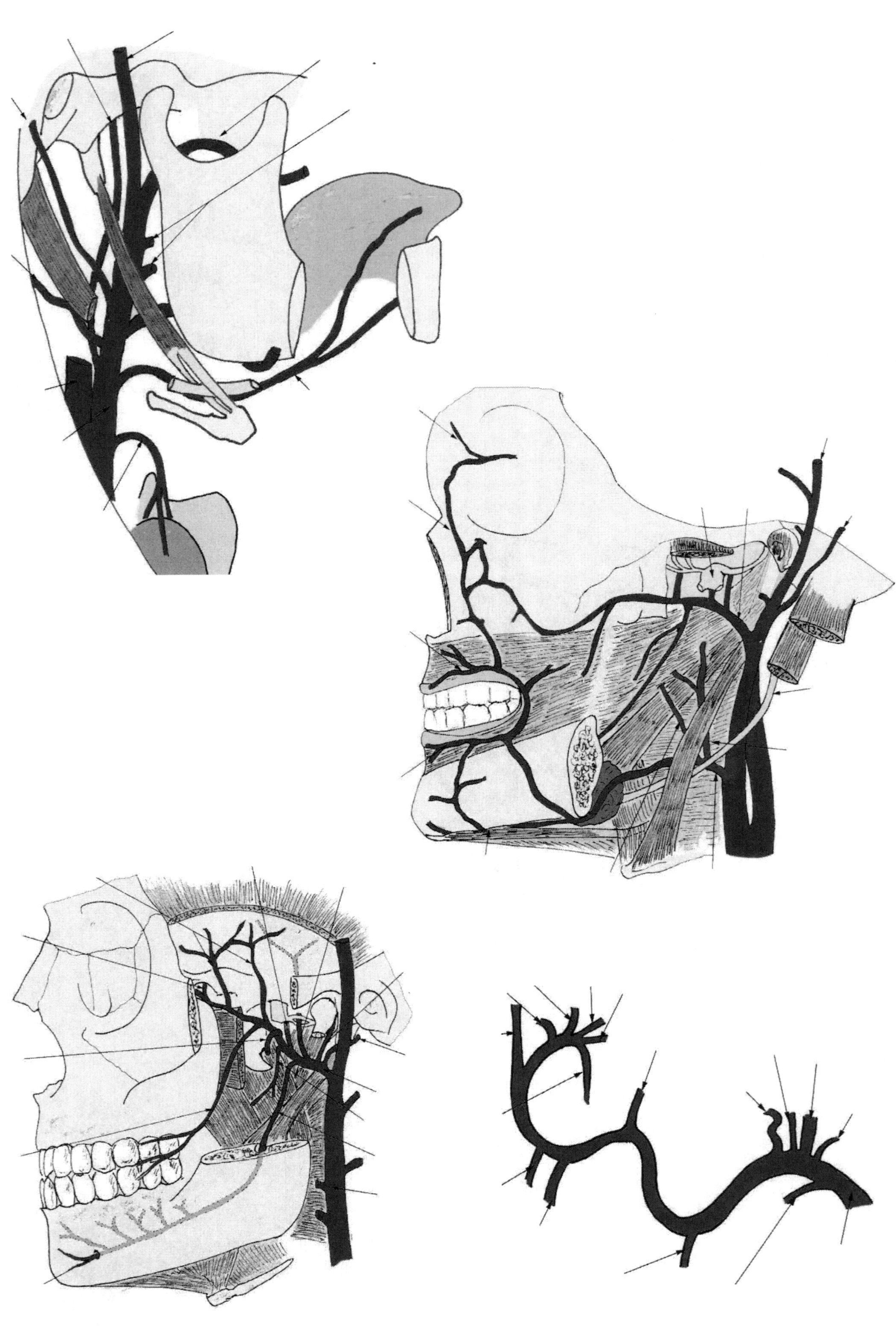

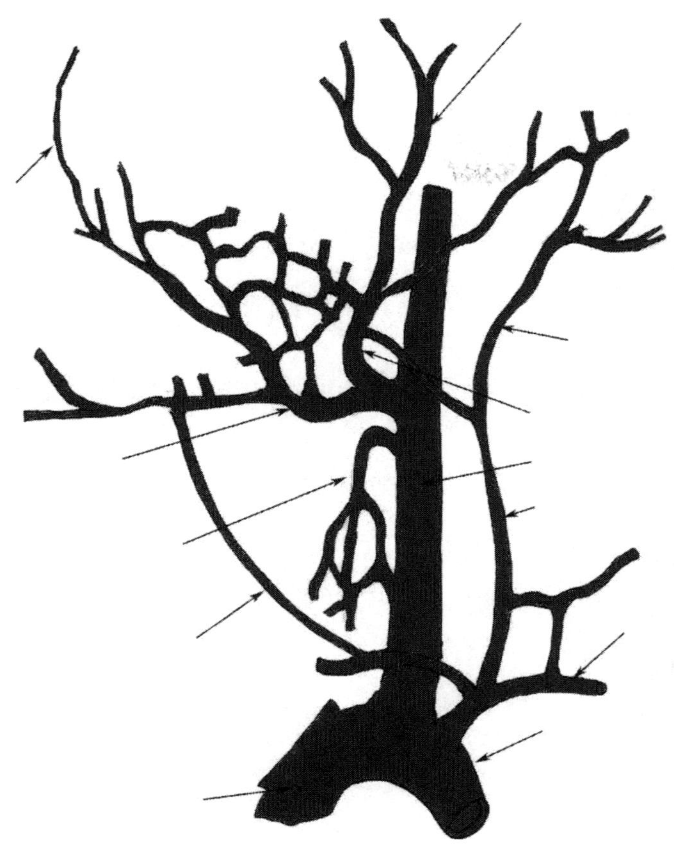

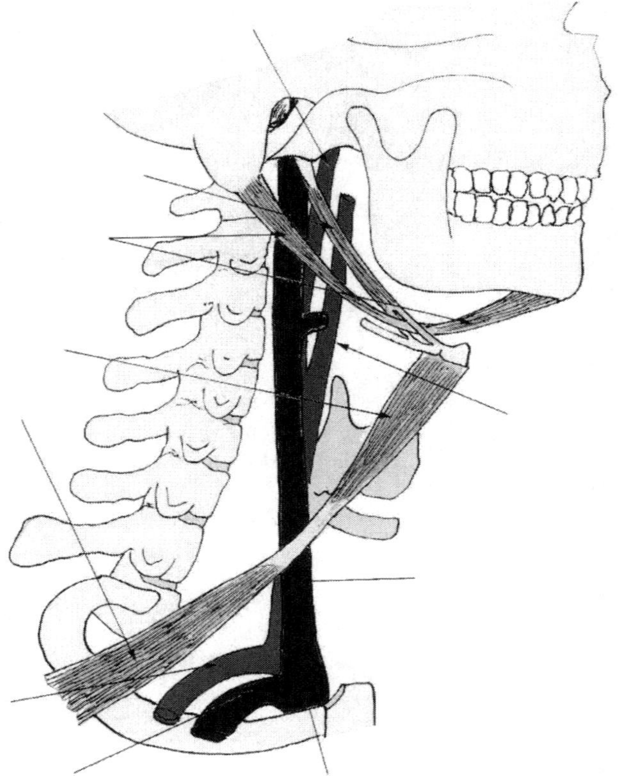

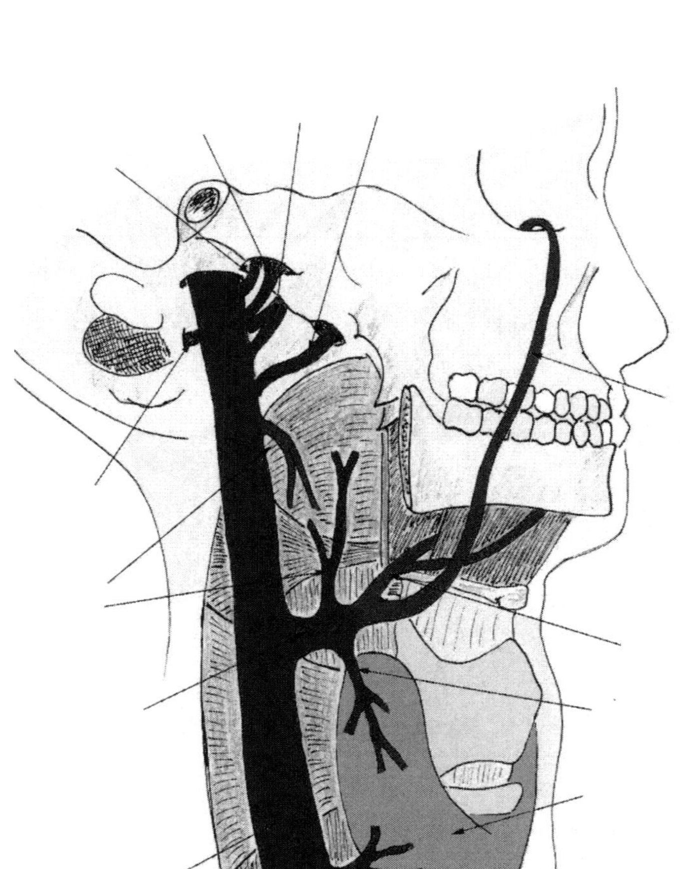

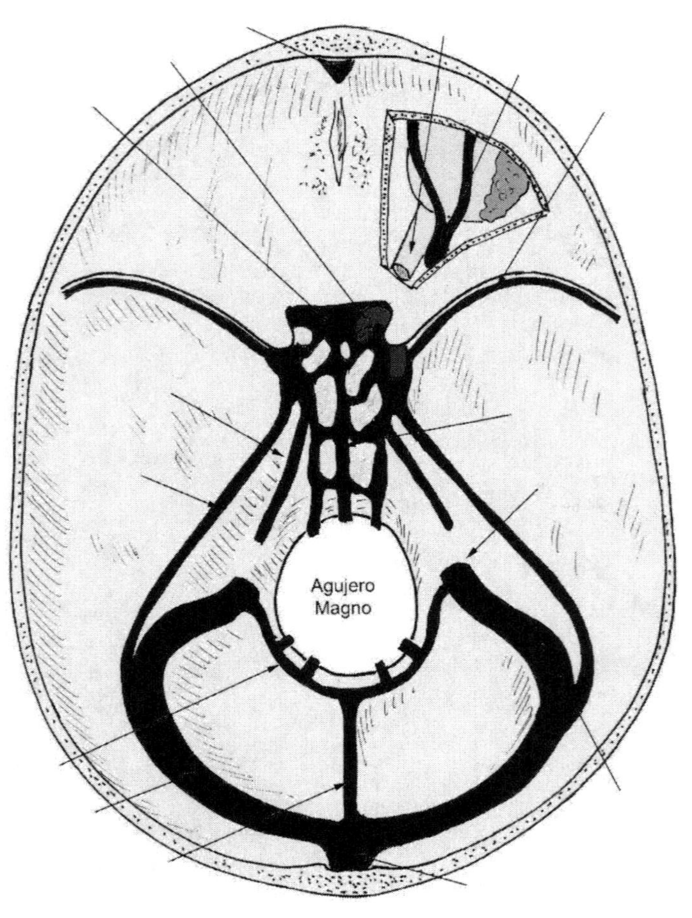

Agujero
Magno

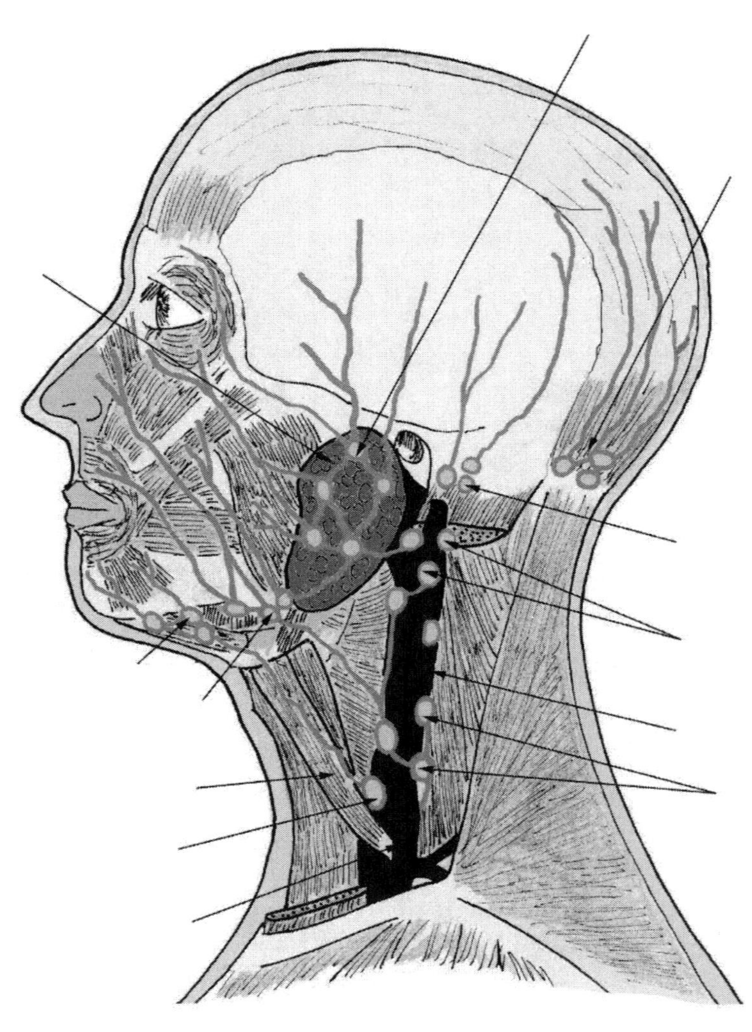

PRÁCTICA 12
SENSIBILIDAD. RIEGO ARTERIAL. RETORNO VENOSO. LINFÁTICOS

NERVIO TRIGÉMINO. (PAR V)
  ORIGEN
    REAL
      MESENCÉFALO
      PUENTE
      BULBO
    APARENTE
      PROTUBERANCIA ANTEROLATERAL
  GANGLIO DE GASSER
    NERVIO OFTÁLMICO (V1)
      NERVIO NASOCILIAR
        ETMOIDAL ANTERIOR
        NASALES MEDIAL Y LATERAL
      NERVIO FRONTAL
        SUPRAORBITARIO
        SUPRATROCLEAR
      NERVIO LAGRIMAL
    NERVIO MAXILAR (V2)
      RAMAS ORBITARIAS
      RAMAS PALATINAS
      RAMAS NASALES
        NERVIO NASOPALATINO
      RAMAS COLATERALES
        NERVIOS ALVEOLARES SUPERIORES
      NERVIO INFRAORBITARIO
    NERVIO MANDIBULAR (V3)
      TRONCO ANTERIOR
        NERVIO TEMPOROBUCAL
          NERVIO BUCAL
      TRONCO POSTERIOR
        NERVIO AURICULOTEMPORAL
        NERVIO ALVEOLAR INFERIOR
        NERVIO LINGUAL
NERVIO CERVICAL TRANSVERSO
NERVIO OCCIPITAL MENOR
NERVIO AURICULAR MAYOR
NERVIO OCCIPITAL TERCERO
NERVIO OCCIPITAL MAYOR
RIEGO ARTERIAL DE LA CABEZA
  ARTERIA VERTEBRAL
  ARTERIA CARÓTIDA COMÚN
    CARÓTIDA INTERNA
    CARÓTIDA EXTERNA

ARTERIA CARÓTIDA EXTERNA
  COLATERALES
    TIROIDEA SUPERIOR
    LINGUAL
      SUBLINGUAL
      RANINA. SUBLINGUAL PROFUNDA
    FACIAL
      PALATINA ASCENDENTE
      TONSILAR
      SUBMENTONIANA
      ANGULAR. TERMINAL
    FARÍNGEA ASCENDENTE
    OCCIPITAL
    AURICULAR POSTERIOR
    PAROTÍDEAS
  TERMINALES
    TEMPORAL SUPERFICIAL
      TRANSVERSA DE LA CARA
      CIGOMATICOORBITARIA
      TEMPORAL MEDIA
    MAXILAR
      ALVEOLAR INFERIOR
      MILOHIOIDEA
      MENTONIANA
      TIMPÁNICA ANTERIOR
      MENÍNGEA MEDIA
      MENÍNGEA ACCESORIA
      MASETERINA
      PTERIGOIDEAS
      TEMPORAL PROFUNDA POSTERIOR
      BUCAL
      ALVEOLAR SUPERIOR POSTERIOR
      TEMPORAL PROFUNDA ANTERIOR
      INFRAORBITARIA
      PALATINA DESCENDENTE
      VIDIANA
      PTERIGOPALATINA (FARÍNGEA)
      ESFENOPALATINA (TERMINAL)
      MEDIAL Y LATERAL
RETORNO VENOSO
  TRONCOS PRINCIPALES
    VENA YUGULAR INTERNA
    VENA YUGULAR EXTERNA
    VENA YUGULAR ANTERIOR

VENA YUGULAR INTERNA
AFLUENTES CEFÁLICAS
    SENOS VENOSOS
        SENO PETROSO INFERIOR
          SENO CAVERNOSO
          VENAS CEREBELOSAS
          VENAS DEL OÍDO INTERNO
          VENAS DEL TRONCO DEL ENCÉFALO
        SENO SIGMOIDEO
          SENOS TRANSVERSOS
          VENAS CEREBRALES
          VENAS CEREBELOSAS
          VENAS EMISARIAS
          VENAS DIPLOICAS
        SENO PETROOCCIPITAL
      PLEXO CAROTÍDEO INTERNO
      VENAS EMISARIAS CONDÍLEAS
AFLUENTES CERVICALES
    TRONCOTIROLINGUOFACIAL
      VENA FACIAL
      VENA BUCAL
      VENA TIROIDEA SUPERIOR
    VENAS FARÍNGEAS
VENA YUGULAR EXTERNA
    VENA MAXILAR INTERNA
    VENA ESFENOPALATINA
    PLEXOS VENOSOS
      PLEXO ALVEOLAR
      PLEXO PTERIGOIDEO
    VENA TEMPORAL SUPERFICIAL
      VENAS AURICULARES POSTERIORES
      VENAS OCCIPITALES
      VENA TRANSVERSA DEL CUELLO
      VENA SUPRAESCAPULAR
      VENA DORSAL DE LA ESCÁPULA

VENA YUGULAR ANTERIOR
    VENAS SUPRAHIOIDEAS
    VENAS SUBMENTONIANAS
    VENA CERVICAL PROFUNDA O YUGULAR
      POSTERIOR
    VENA VERTEBRAL
    VENAS TIROIDEAS INFERIORES
TRONCOS VENOSOS BRAQUIOCEFÁLICOS
    DERECHO
    IZQUIERDO
CAVA SUPERIOR
LINFÁTICOS DE LA CABEZA Y CUELLO
    REGIÓN PERICERVICAL
      OCCIPITALES
      MASTOIDEOS
      PAROTÍDEOS
      SUBMANDIBULARES
      SUBMENTONIANOS
    REGIÓN CERVICAL ANTERIOR SUPERFICIAL
      CADENA YUGULAR ANTERIOR
    REGIÓN CERVICAL LATERAL SUPERFICIAL
      CADENA YUGULAR EXTERNA
    REGIÓN CERVICAL LATERAL PROFUNDA
      CADENA YUGULAR INTERNA
      CADENA DEL NERVIO ESPINAL
      CADENA DE LAS VENAS TRANSVERSAS
    REGIÓN CERVICAL ANTERIOR PROFUNDA
      CADENAS PRELARÍNGEAS
      CADENAS PRETRAQUEALES
      CADENAS PARATRAQUEALES
    GRANDES TRONCOS COLECTORES
      ÁNGULO VENOSO YUGULOFACIAL
      ÁNGULO VENOSO YUGULOSUBCLAVIO

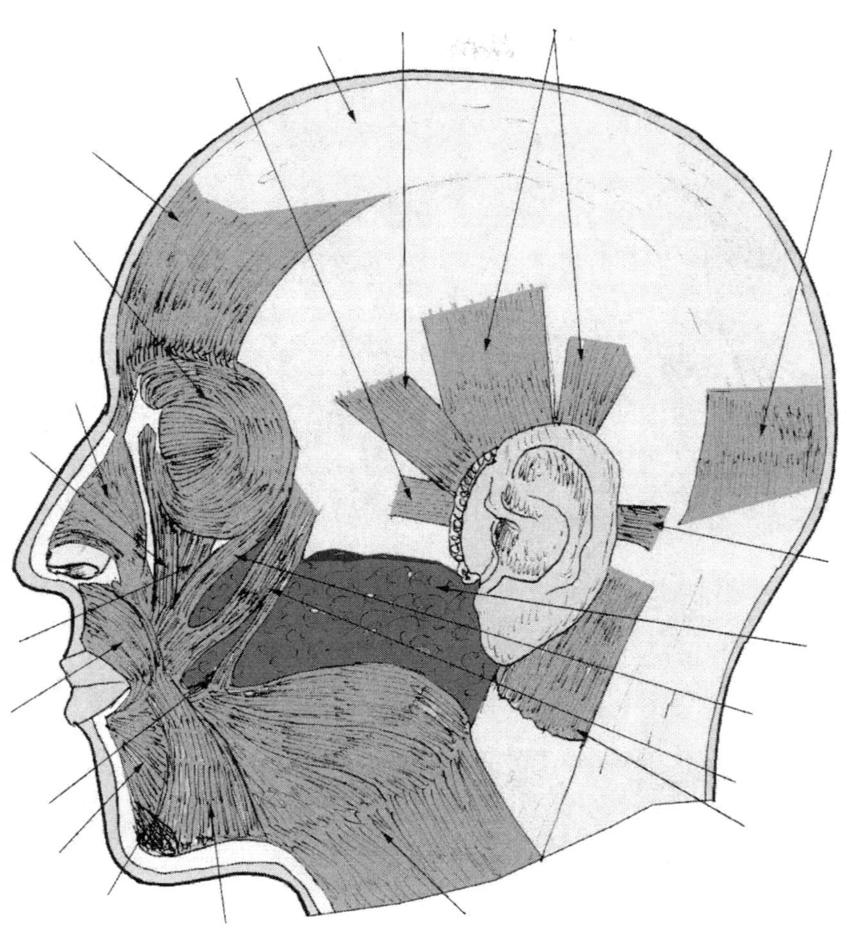

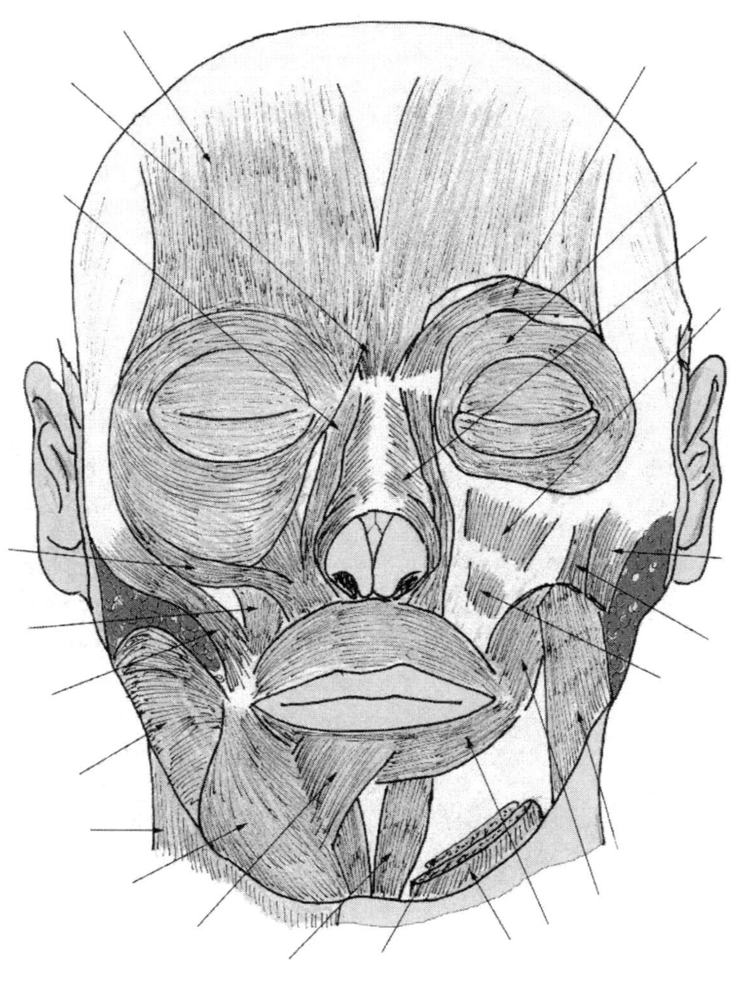

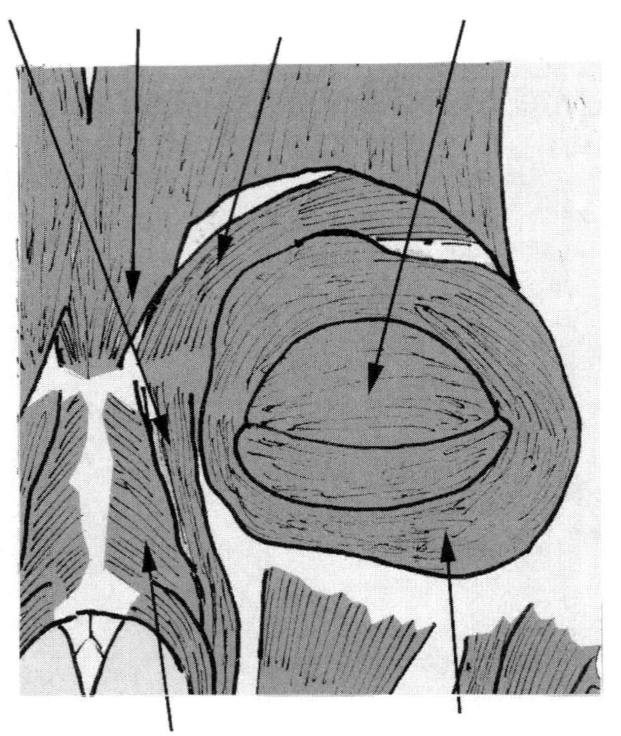

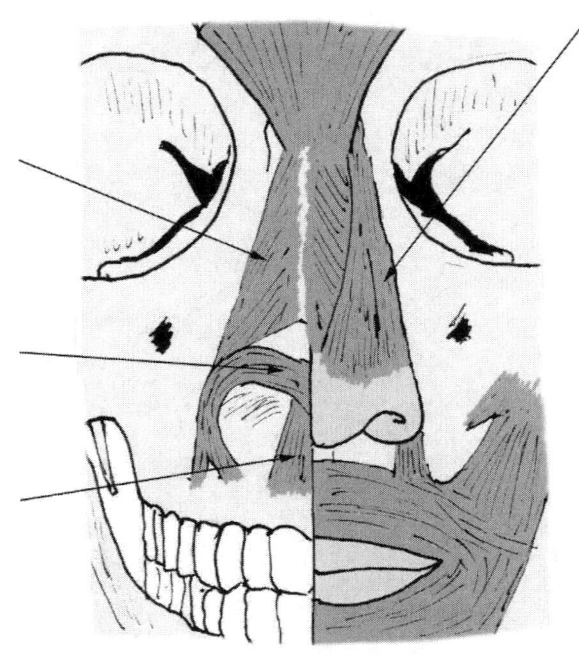

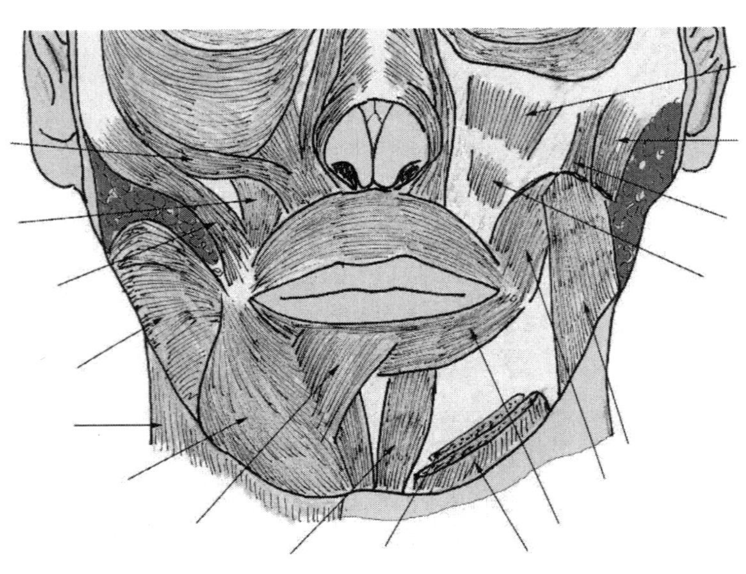

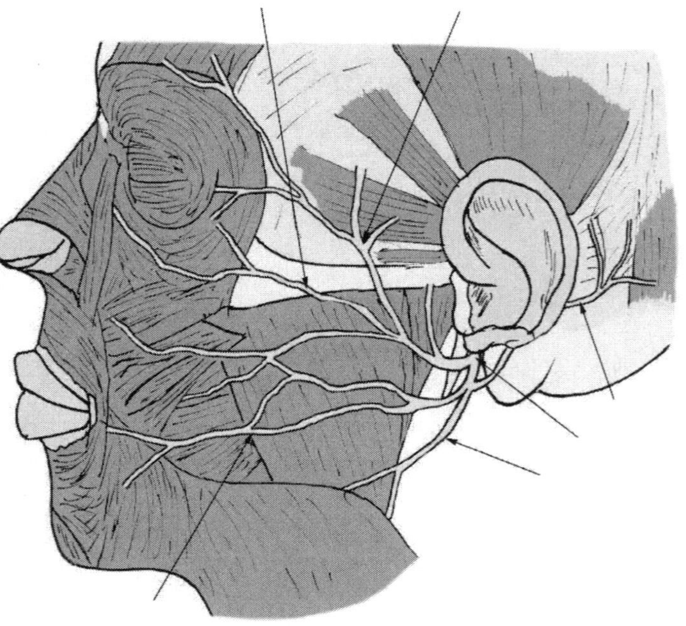

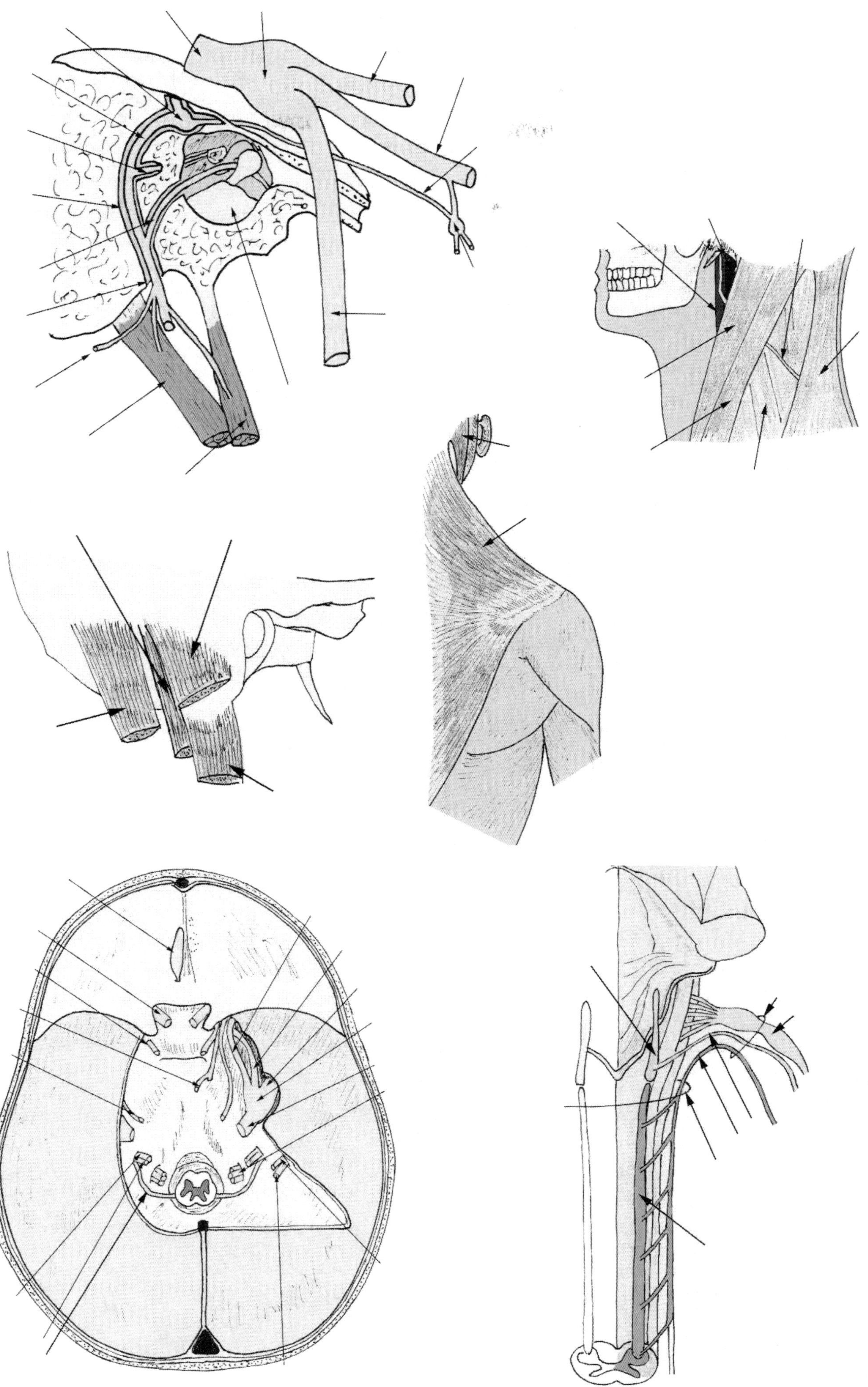

MÚSCULOS FACIALES DE LA MÍMICA

MÚSCULOS DE LOS PÁRPADOS Y CEJAS

   MÚSCULO OCCIPITOFRONTAL

    VIENTRE FRONTAL

    VIENTRE OCCIPITAL

   MÚSCULO ORBICULAR DEL OJO

    PORCIÓN PALPEBRAL

    PORCIÓN ORBITARIA

   MÚSCULO PRÓCER

   MÚSCULO CORRUGADOR

MÚSCULOS DE LA NARIZ

MÚSCULO NASAL

   PORCIÓN TRANSVERSA

   PORCIÓN ALAR

MÚSCULO DEPRESOR DEL TABIQUE NASAL

MÚSCULO ELEVADOR DEL ALA Y LABIO SUP.

MÚSCULOS DE LOS LABIOS

MÚSCULOS DILATADORES

   ELEVADOR DEL LABIO SUPERIOR

   ELEVADOR DEL ÁNGULO DE LA BOCA

   CIGOMÁTICOS

    MAYOR

    MENOR

   BUCINADOR

   RISORIO

   DEPRESOR DEL ÁNGULO DE LA BOCA

   DEPRESOR DEL LABIO INFERIOR

MÚSCULOS CONSTRICTORES

   ORBICULAR DE LA BOCA

   MENTONIANO

MÚSCULO PLATISMA

MÚSCULOS DE LAS OREJAS

   MÚSCULO AURICULAR ANTERIOR

   MÚSCULO AURICULAR SUPERIOR

   MÚSCULO AURICULAR INFERIOR

OTROS MÚSCULOS INERVADOS POR EL FACIAL

   MÚSCULO ESTILOHIOIDEO

   MÚSCULO DIGÁSTRICO. VIENTRE POSTERIOR

   MÚSCULO DEL ESTRIBO O ESTAPEDIO

NERVIO FACIAL (PAR CRANEAL VII)

   RAÍZ SENSITIVA (NERVIO INTERMEDIO)

   RAÍZ MOTORA

    CONDUCTO AUDITIVO INTERNO

    GANGLIO GENICULADO DEL FACIAL

    NERVIO PETROSO MAYOR

    NERVIO ESTAPEDIO

    NERVIO CUERDA DEL TÍMPANO

S.N.M. DEL NERVIO ESPINAL (PAR XI)

   MÚSCULO ESTERNOCLEIDOMASTOIDEO

    CABEZA ESTERNAL

    CABEZA CLAVICULAR

   MÚSCULO TRAPECIO

   NERVIO ESPINAL

    RAÍZ CEFÁLICA NÚCLEO AMBIGUO

    RAÍZ ESPINAL. MOTONEURONAS C1 A C5

    AGUJERO MAGNO

    ORIFICIO YUGULAR

PRÁCTICA 12.2
S.N.M. DEL NERVIO GLOSOFARÍNGEO. S.N.M. DEL NERVIO VAGO. S.N.M. DEL NERVIO HIPOGLOSO. FARINGE. LARINGE. LENGUA

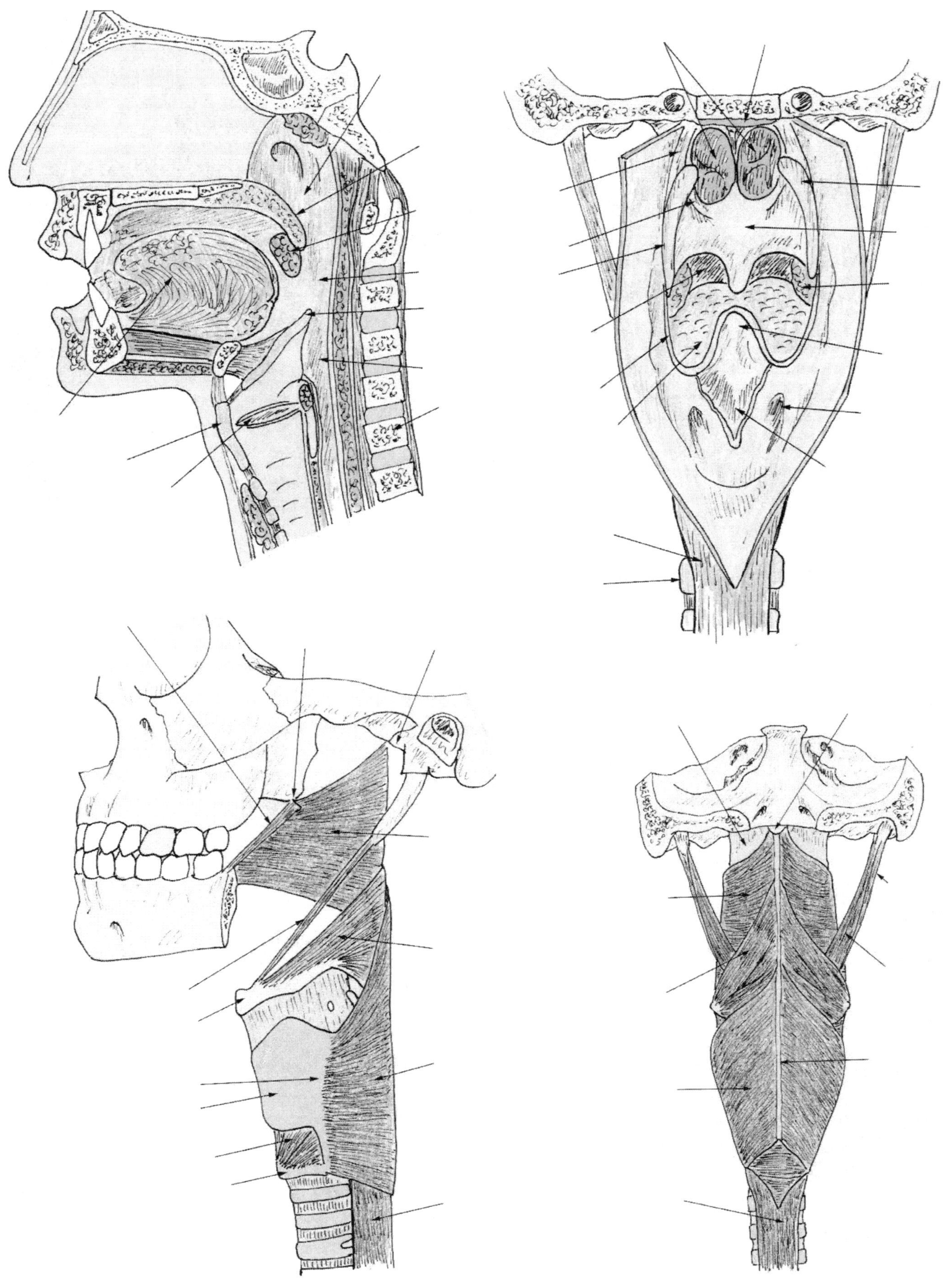

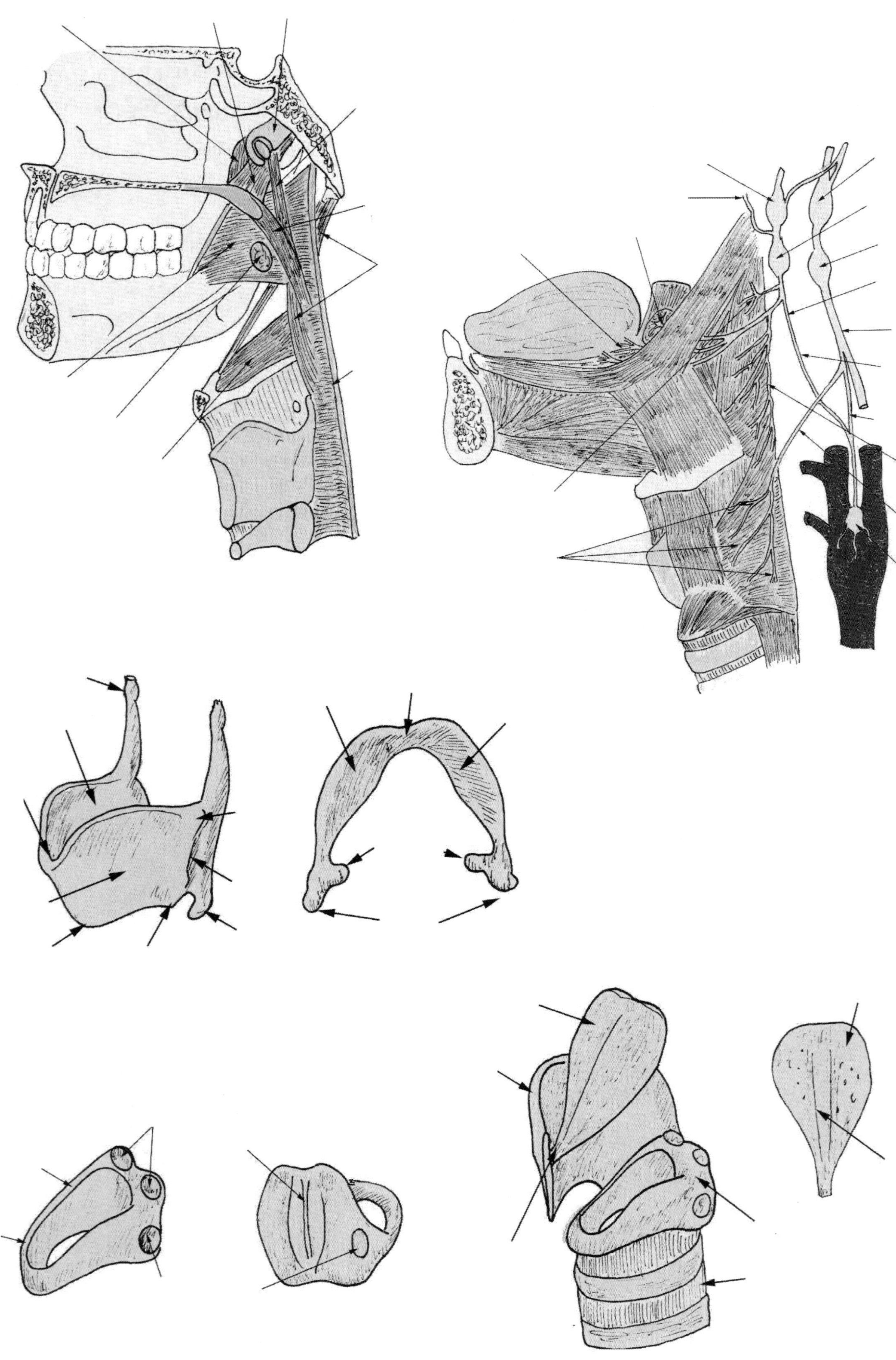

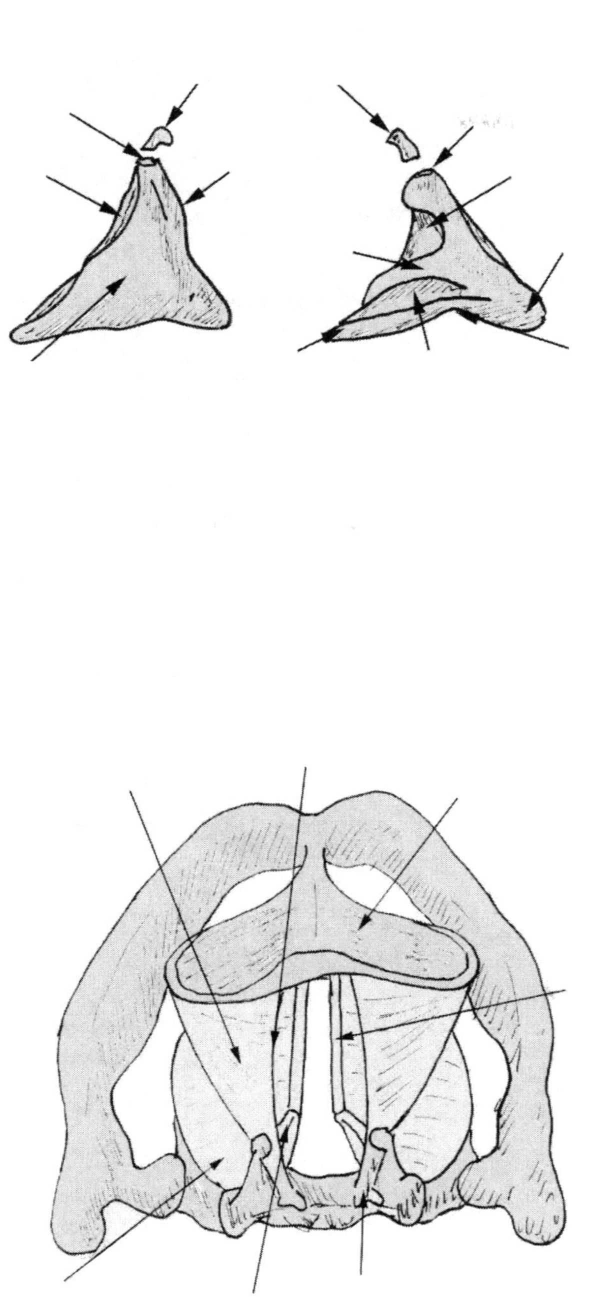

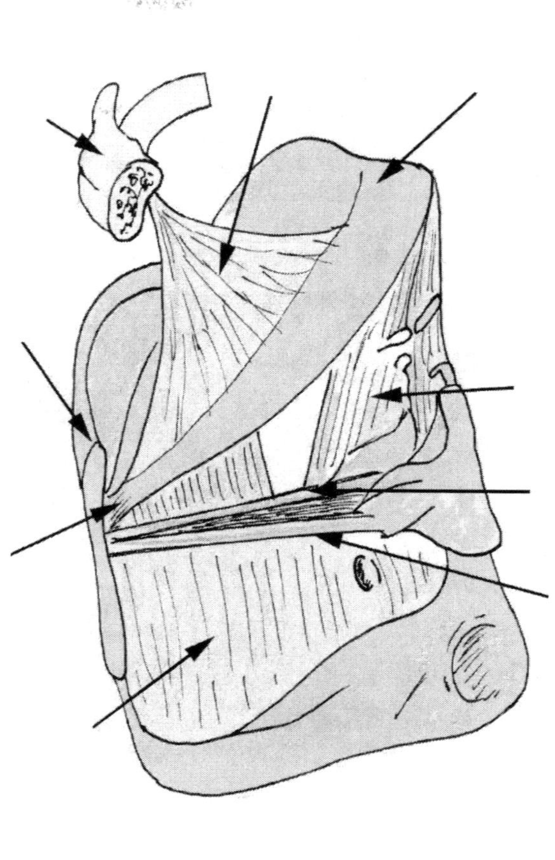

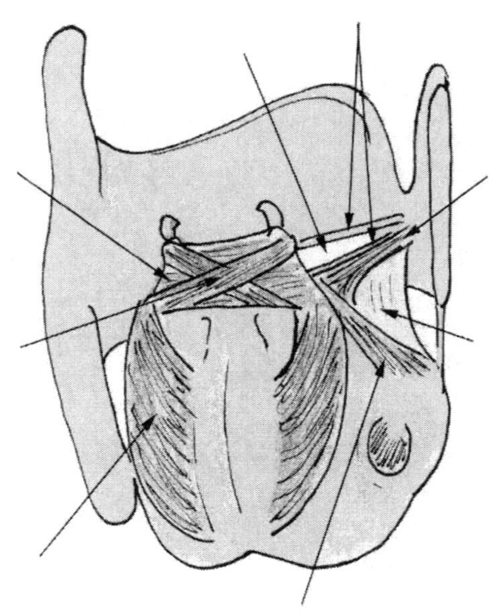

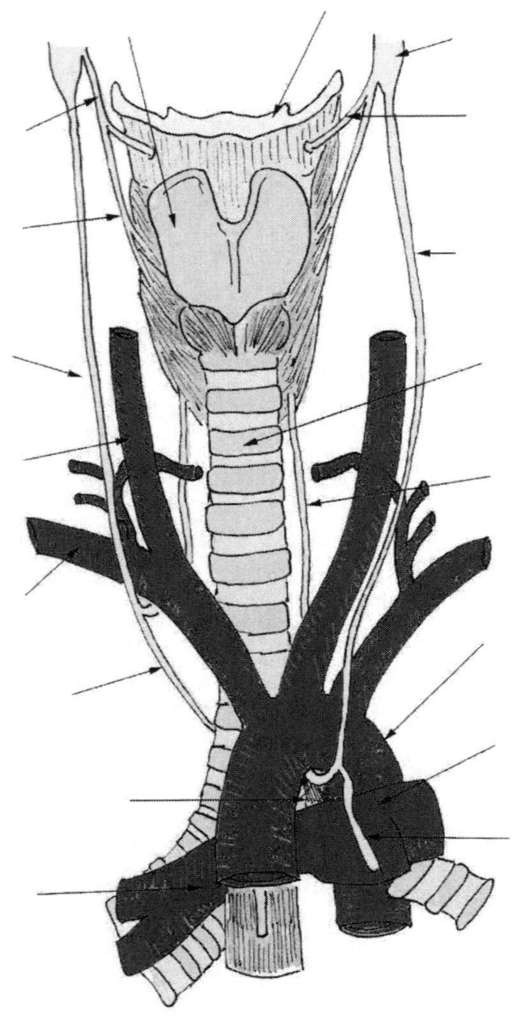

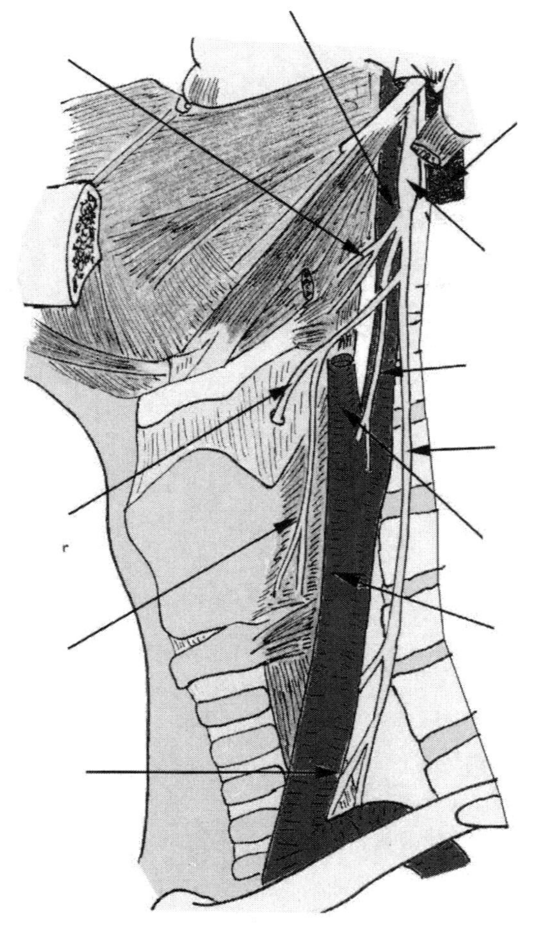

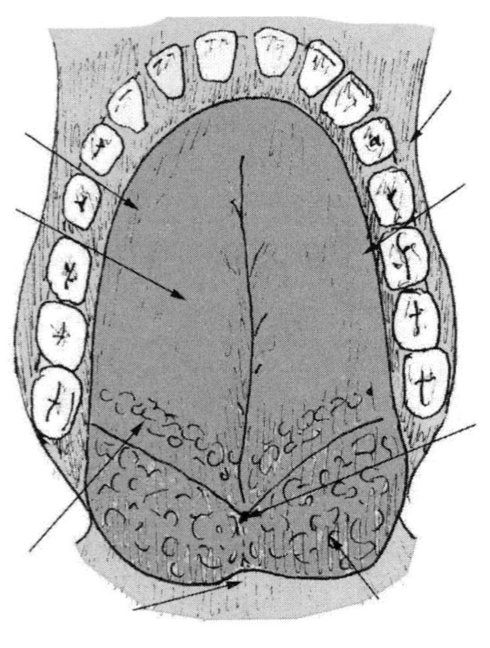

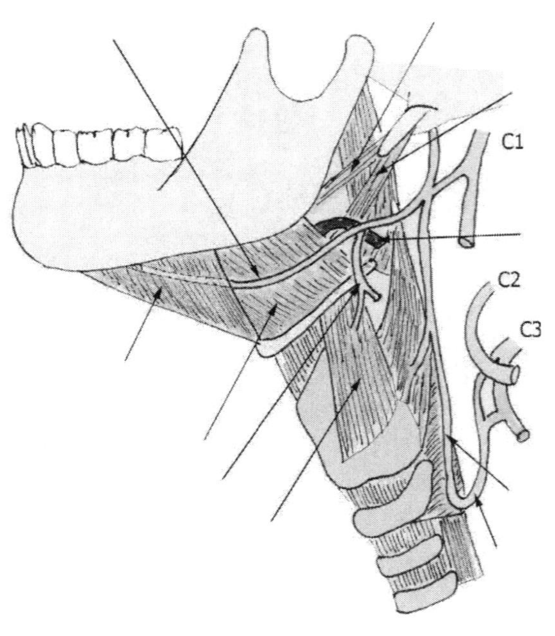
C1
C2
C3

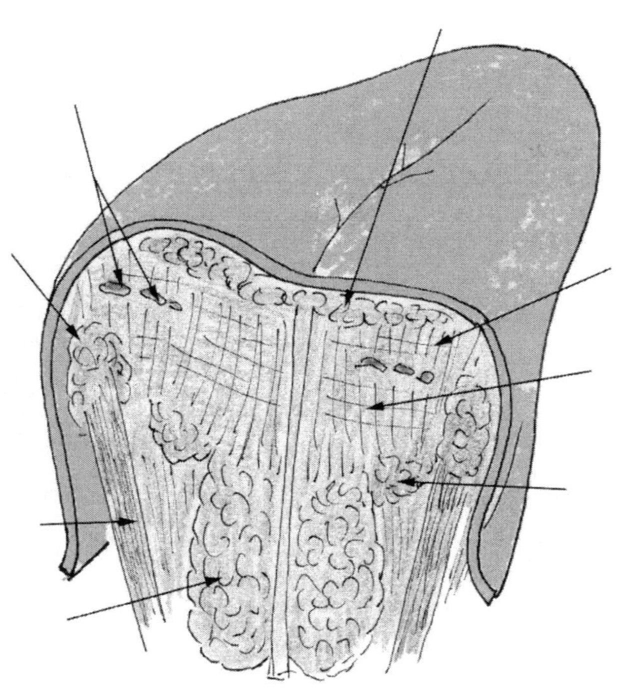

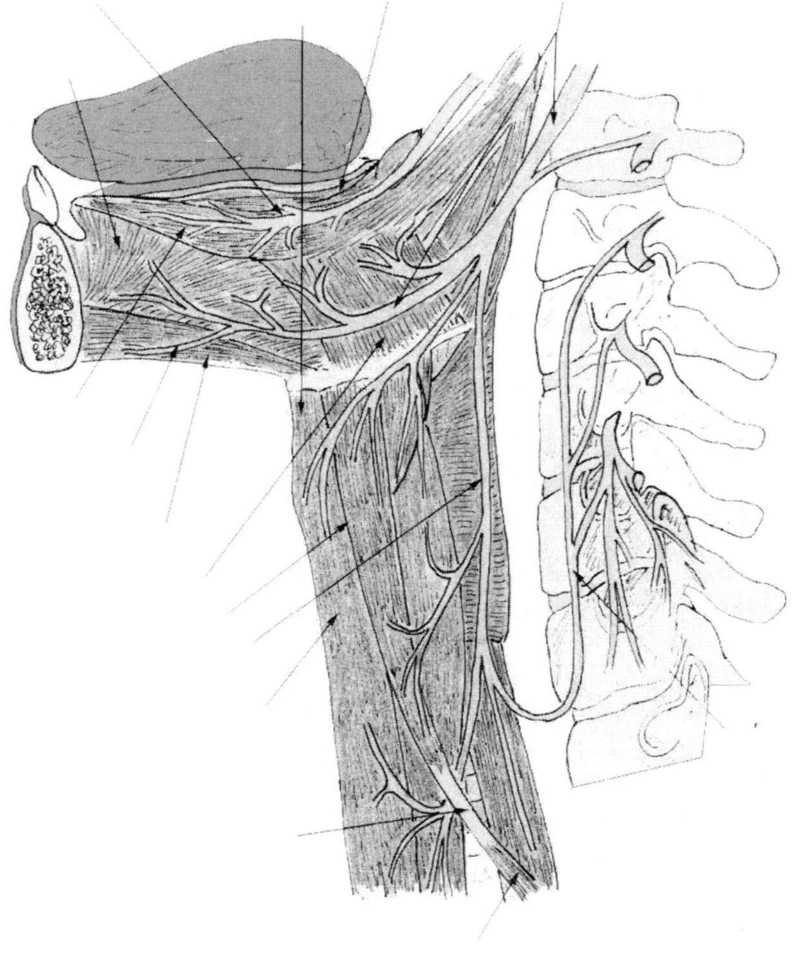

FARINGE
  NASOFARINGE
  OROFARINGE
  LARINGOFARINGE
MÚSCULOS DE LA FARINGE
  CIRCULARES O CONSTRICTORES (X)
    CONSTRICTOR SUPERIOR
    CONSTRICTOR MEDIO
    CONSTRICTOR INFERIOR
  LONGITUDINALES
    PALATOFARÍNGEO (X)
    ESTILOFARÍNGEO (IX)
    SALPINGOFARÍNGEO (X)
PALADAR BLANDO
  TENSOR DEL VELO DEL PALADAR (V)
  ELEVADOR DEL VELO DEL PALADAR (X)
  PALATOFARÍNGEO (X)
  PALATOGLOSO (X)
  MÚSCULO DE LA ÚVULA (X)
NERVIO GLOSOFARÍNGEO (PAR IX)
  ORIGEN REAL
    NÚCLEO AMBIGUO. PUENTE Y TRONCO
    NÚCLEO SALIVAR INFERIOR
  ORIGEN APARENTE
    SURCO POSTOLIVAR
  ORIFICIO YUGULAR
    RAMOS ÓTICOS
    RAMOS PAROTÍDEOS
    RAMOS MUSCULARES
    RAMOS SENSITIVOS
    RAMO CAROTÍDEO

LARINGE
  CARTÍLAGOS LARÍNGEOS
    TIROIDES
      LÁMINAS LATERALES
        PROMINENCIA LARÍNGEA. NUEZ
        ESCOTADURAS SUPERIOR E INFERIOR
        ASTA SUPERIOR
        ASTA INFERIOR
      TUBÉRCULOS TIROIDEOS
    EPIGLOTIS
      TUBÉRCULO EPIGLÓTICO
    CRICOIDES
      LÁMINA POSTERIOR
      ARCO ANTERIOR
      CARILLAS ARTICULARES
        SUPERIORES
        LATERALES
    ARITENOIDES
      BASE CÓNCAVA ARTICULAR
      VÉRTICE SUPERIOR
      DEPRESIÓN LATERAL SUPERIOR
      DEPRESIÓN LATERAL INFERIOR
      APÓFISIS VOCAL
    CORNICULADOS
    CUNEIFORMES
  LIGAMENTOS
    INTRÍNSECOS
      LIGAMENTO TIROEPIGLÓTICO
    MEMBRANA ELÁSTICA
      LIGAMENTO CRICOTIROIDEO
        CUERDA VOCAL VERDADERA
      MEMBRANA CUADRANGULAR
        LIGAMENTO VESTIBULAR
        CUERDA VOCAL FALSA
    EXTRÍNSECOS
      MEMBRANA TIROHIOIDEA
        TIROHIOIDEOS LATERALES
        TIROHIOIDEO MEDIO
      LIGAMENTO HIOEPLIGÓTICO
      LIGAMENTO CRICOTRAQUEAL

MÚSCULOS DE LA LARINGE
- MÚSCULO CRICOTIROIDEO (X)
- MÚSCULO CRICOARITENOIDEO POSTERIOR (X)
- MÚSCULO CRICOARITENOIDEO LATERAL (X)
- MÚSCULO ARITENOIDEO TRANSVERSO (X)
- MÚSCULO ARITENOIDEO OBLICUO (X)
- MÚSCULO TIROARITENOIDEO (X)
- MÚSCULOS VOCALES (X)

NERVIO VAGO (PAR X)
- FIBRAS SENSITIVAS AFERENTES
- FIBRAS PARASIMPÁTICAS EFERENTES
- FIBRAS MOTORAS EFERENTES
- ORIGEN REAL. TRONCO
  - NÚCLEO AMBIGUO
  - NÚCLEO DORSAL DEL VAGO
  - NÚCLEO DEL TRACTO SOLITARIO
- ORIGEN APARENTE
  - SURCO POSTOLIVAR
- ORIFICIO YUGULAR
  - RAMOS MUSCULARES
  - RAMOS SENSITIVOS
    - NERVIO LARÍNGEO INFERIOR
      - RECURRENTE DERECHO
      - RECURRENTE IZQUIERDO
    - NERVIO LARÍNGEO SUPERIOR
      - NERVIO LARÍNGEO EXTERNO
      - NERVIO LARÍNGEO INTERNO

LENGUA
- SURCO TERMINAL
- AGUJERO CIEGO
- PAPILAS GUSTATIVAS
  - FILIFORMES
  - FUNGIFORMES
  - CIRCUNVALADAS
  - FOLIADAS
- ESQUELETO DE LA LENGUA
  - HUESO HIOIDES
  - MEMBRANA HIOGLOSA
  - TABIQUE LINGUAL

MÚSCULOS DE LA LENGUA
- EXTRÍNSECOS
  - GENIOGLOSO (XII)
  - HIOGLOSO (XII)
  - ESTILOGLOSO (XII)
  - PALATOGLOSO (X)
- INTRÍNSECOS (XII)
  - LONGITUDINAL SUPERIOR
  - TRANSVERSO
  - LONGITUDINAL INFERIOR
  - VERTICAL

NERVIO HIPOGLOSO (PAR XII)
- ORIGEN REAL
  - BULBO RAQUÍDEO. NÚCLEO DEL HIPOGLOSO
- ORIGEN APARENTE
  - SURCO PREOLIVAR DEL BULBO
- CONDUCTO HIPOGLOSO
  - NERVIO TIROHIOIDEO
  - NERVIO GENIHIOIDEO

ÍNDICE

PRACTICA 1. Elementos óseos del tronco 9

PRÁCTICA 2. Disección del panorama posterior del tronco. Riego arterial 19

PRÁCTICA 3. Disección del panorama anterior del tronco. Retorno venoso. Linfáticos. Sensibilidad 27

PRÁCTICA 4. Elementos óseos de la extremidad inferior 37

PRÁCTICA 5. Disección del panorama anterior de la extremidad inferior. Riego arterial. 43

PRÁCTICA 6. Disección del panorama posterior de la extremidad inferior. Retorno venoso.

    Linfáticos. Sensibilidad. 51

PRÁCTICA 7. Elementos óseos de la extremidad superior 61

PRÁCTICA 8. Disección del panorama anterior de la extremidad superior. Riego arterial................ 67

PRÁCTICA 9. Disección del panorama posterior de la extremidad superior. Axila. Retorno venoso.

    Linfáticos. Sensibilidad 81

PRÁCTICA 10. Elementos óseos de la cabeza 89

PRÁCTICA 11. Fosas exocraneales. Articulación temporomandibular. Masticación.

    Músculos del cuello 99

PRÁCTICA 12. Sensibilidad. Riego arterial. Retorno venoso. Linfáticos 107

PRÁCTICA 12.1. S.N.M. del nervio facial. S.N.M. del nervio espinal 115

PRÁCTICA 12.2. S.N.M del nervio glosofaríngeo. S.N.M. del nervio vago. S.N.M. del nervio hipogloso.

    Faringe. Laringe. Lengua 121